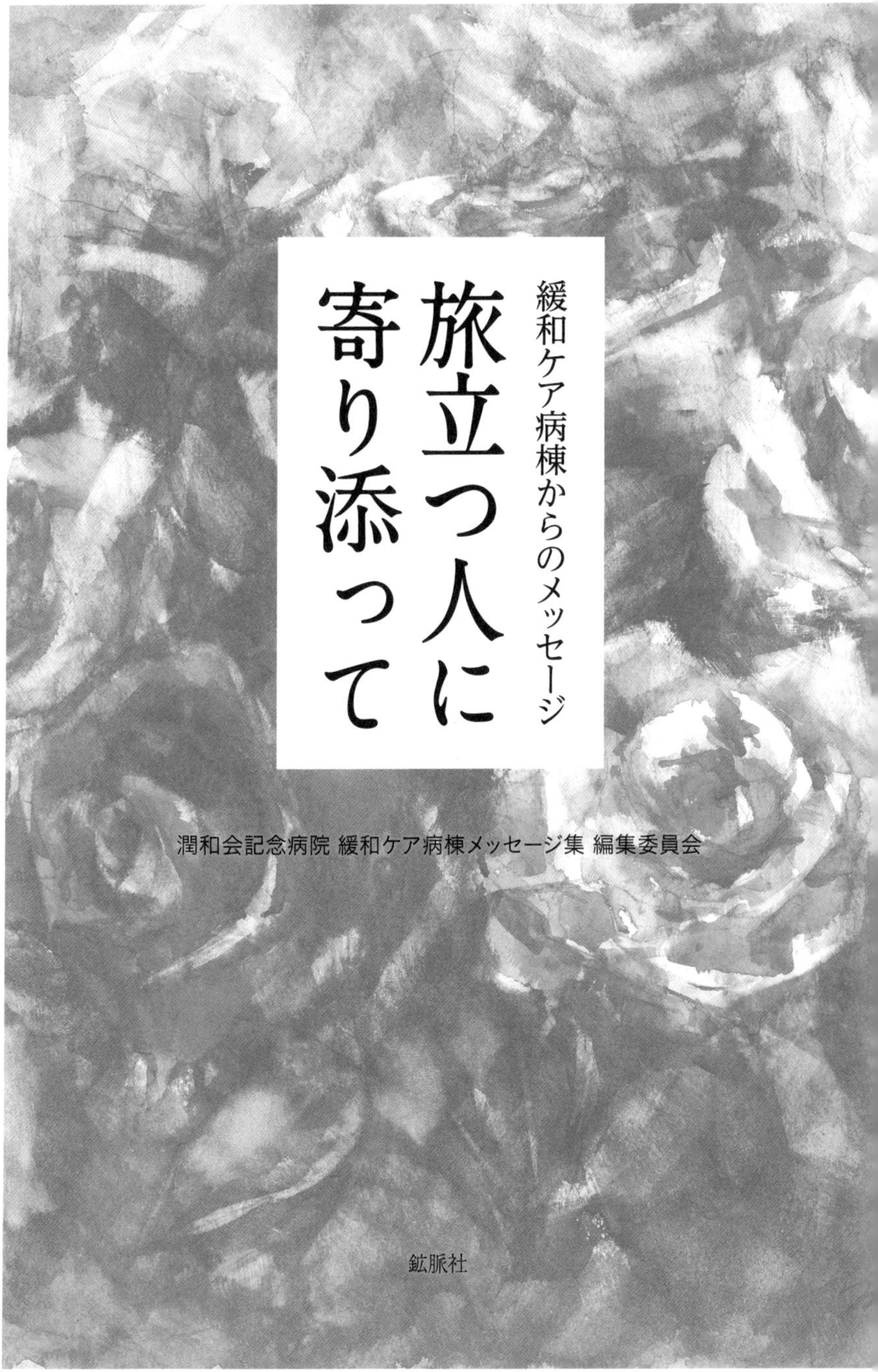

緩和ケア病棟からのメッセージ

旅立つ人に寄り添って

潤和会記念病院 緩和ケア病棟メッセージ集 編集委員会

鉱脈社

〝がん〟と向き合いながら生きる
――緩和ケア病棟開設にあたって――

潤和会記念病院　病院長・外科医師　岩村威志

二〇〇四年十月に宮崎大学第一外科を辞し潤和会記念病院に入職し、外科を開設させていただき、十年後の二〇一四年三月一日にいろいろな方々の協力があり、ようやく緩和ケア病棟の開設に至りました。自分自身の医師としての人生を振り返ると、二〇一七年には外科医師として四十年の月日がたちました。患者さんはもちろんのこと、癌研究もふくめ〝がん〟に関わらなかった時期はありませんでした。

医師になりたての今から三、四十年前は、〝がん〟の病名告知についてはどちらかといえばほとんどなされていない、というより告知しないものであるとされていました。告知しないことが〝がん〟患者さんに対する思いやりであると考えられている時代でした。その当時は医療界においても〝がん〟に関するデータ蓄積がなく、〝がん〟にかかれば多くの患者さんは亡くなっていくものであると考えられていた時代背景もあったと思われます。

しかしその後に画像診断、血液生化学診断、抗がん剤、放射線治療や手術治療などの急速な進歩や膨大なデータが集積されたことで、〝がん〟によっては完全治癒も期待できるということがわかってきました。また〝がん〟に関するいろいろな情報も広く公開されるようになり、患者さんも自分の病状について知ることができ、そしてインターネットなどから簡単に情報を収集することができるようになり、治療法の選択を自分自身で決定することが可能となってきました。

このような背景から最近では、ほとんどの患者さんに〝がん〟の状態について告知することは、医療関係者だけでなく社会全体に合意されたことと認識されるようになってきました。

がん患者さんの多くは外科で診療することが多く、私自身が直接あるいは間接的に接した〝がん〟の患者さんは少なく見積もっても五千人以上はいらっしゃると思います。外科では〝がん〟に対する治療法は主に手術です。一度の手術で〝がん〟が完治した患者さんもいらっしゃる一方、再発し〝がん〟で亡くなられる患者さん、再発を繰り返すけれどその都度手術し〝がん〟から解放される患者さん、そして残念ながら〝がん〟の勢いを食い止めることができずに亡くなられる方もいらっしゃいます。

現在、日本人の死亡原因の第一位は〝がん〟です。すなわち現時点では、現在の医療では克服不能な〝がん〟もあるということです。

「生きたい」「〝がん〟と最後まで戦い〝がん〟を克服するのだ」と頑張る患者さんがいらっしゃる、そしてわれわれ医療従事者における支援は〝がん〟に対する直接的な治療のみならず心の支えも含めた治療も大事であると考えています。

私自身が考えている治療の根底は、自分にして欲しい治療を患者さんにもすべきであり、して欲しくない治療は患者さんにもすべきでないということ。しかし、これも医療従事者のひとりよがり、あるいは勝手な思い込みになってはいけません。〝ひと〟によっては価値観が異なり、全く逆の考えを持つひともいるかもしれません。それ故に患者さんにはできるだけ多くの治療法を提示し選択していただこうと心がけています。

がん患者さんの治療においては、そもそも〝ひと〟が生きるということはどういうことなのかをいつも考えさせられます。緩和治療の考え方は〝がん〟による身体的苦痛（疼痛）や心の痛みを和らげる治療が主体で、癌組織それ自体に対する直接的な治療は行いません。したがって緩和治療を行っている間〝がん〟は確実に進行します。しかし癌組織に対する直接的な治療の効果がなくなり、むしろ副作用による食欲不振や全身倦怠感などの身体的苦痛のほうが上回るようであれば、直接的な治療を控えるほうが得策かもしれません。〝がん〟は進行するかもしれないけれども身体的な苦痛から解放され生活するということを、医療者も患者さんやその家族も受け入れることが肝要であると思われます。

実際、緩和ケア病棟に入院された患者さんの多くは、精神的にも自分の〝がん〟の現状を受け入れられており、そうすると精神的にも肉体的にも穏やかに過ごされ、かえって長生きするようにも見受けられます。

米国の神学者であるR. Niebuhrの言葉を引用すると、〝変えることができる事柄はそれを変える勇気を、変えることができないことはそれを受け入れられる平静さを、そしてこのふたつの違いを見極める叡智が必要である〟と述べています。〝がん〟の治療においても、手術にせよ、放射線あるいは抗癌剤治療にせよ、〝がん〟に直接的治療を加える時期と、現在の医学では〝がん〟をコントロールできない時期を見極める。それぞれの時期で〝がん〟と向き合いながらいかに自分らしく生きるか、そして生き方を選択するかが大事で、緩和ケア病棟はそのひとつの選択肢を提供できる病棟でありたいと考えています。

緩和ケア病棟での看護師の役割

潤和会記念病院　前総看護師長　濱　砂　しのぶ

平成二十六年四月に記念病院南館六階に緩和ケア病棟（24床）が開設された。現岩村院長は外科開設当初から、いつか緩和ケア病棟を作りたいという願いを持っておられた。一般病棟には、さまざまな健康レベルの患者がいる。急性期と終末期患者を同時にケアしなければならないことの難しさとジレンマを看護師は常に持っている。急性期病棟では、ケアの優先順位として手術や治療、検査など緊急性の高い重症かつ急性期の患者にどうしても多く時間を取られてしまう。終末期患者やその家族に、静かで落ち着いた療養環境を提供しようと心掛けていても、それができないことに強いジレンマを感じていた。

平成二十四年度の事業計画で、緩和ケア病棟の設立が決まり、患者さんはもちろんであるが、私たち看護職も緩和ケアに専念できる環境が整うことがうれしかった。平成二十四年五月に緩和ケア病棟検討委員会が発足した。それまで県内の緩和ケアを有する病院は、三施設五六床で、宮崎・東諸県医療圏は市郡医師会病院の一二床しかなかった。がん患者が増え続けることを考えると、地域での緩和ケアの需要性が高いことは明白であった。

より質の高い緩和ケアを提供するために、看護部の大きな課題は緩和ケア病棟で働く看護師の教育であった。まず委員が、緩和ケア病棟を有する二施設の視察を行った。視察した病院は、福岡県の社会医療法人栄光会栄光病院一七八床（うち緩和ケア3病棟71床）。国立病院機構沖縄病院三二〇床、（うち緩和ケア病棟20床）であった。規模や地域性により、病棟運営の考え方は異なっていたが、病棟の人員配置や勤務体制、共有スペースや部屋の設備などを参考にした。次に実務スタッフ（看護師11名、医師、MSW、管理栄養士、薬剤師）が、都城の三州病院を視察させていただいた。いずれの施設でも共通していたのは、「最後までその人らしく尊厳をもって生きる」ことを支援する病棟であるということだった。

看護師の配置は各病棟から、緩和ケアをやりたい、興味があるという看護師を募集した。緩和ケアプロジェクトチームが立ち上がり、病棟管理を任せる師長に、平成二十六年六月、国立病院機構沖縄病院に五日間研修に行ってもらった。また、看護スタッフを三州病院に二名ずつ十日間三グループ、宮崎市郡医師会病院に二名ずつ十日間二グループで研修に出した。

研修後は皆、それぞれの施設で刺激を受け、自分たちも他の施設に負けないよう、新しい病棟で患者さんにより良いケアをしたいとの思いが強く感じられるようになった。緩和ケアに必要な内容の勉強会を自分たちで計画し、必要な手順・基準等の作成など自部署の仕事が終わってから、あるいは休みの日に出てきて熱心に学び、取り組んでいた。

「病院の基本理念である〝人間愛〟のこころを大切にし、患者さんが今まで歩んでこられた生き方を尊重し、その人らしい時間を過ごせるように、患者さんやご家族の皆さんが安心して緩和ケアを受けられるようなやさしさをもった医療の提供をめざします」が記念病院緩和ケア病棟の方針となった。

緩和ケア病棟の質を決めるのは、看護師の力量だと思っている。当院の緩和ケア病棟のシンボルである「ひまわり」の花言葉は〝あなたをみつめています〟である。緩和ケア病棟の看護師をみていると、穏やかで、包容力のある雰囲気を醸し出している。病棟医長、病棟師長の方針が深く病棟職員に浸透していると思われる。

しかし、日々〝死〟と向き合う部署なので、職員がバーンアウトしないよう、それぞれの思いが表出できる環境づくり等、働く職員の心のケアは看護部としての課題である。これからも入棟された患者さん・ご家族が、心穏やかに毎日が過ごせる、そんな病棟であり続けてほしいと切に願っている。

潤和会記念病院　緩和ケア病棟の概要

潤和会記念病院　緩和ケア病棟医長　田中信彦

緩和ケア病棟は、主として苦痛（つらさ）の緩和を必要とする悪性腫瘍（または後天性免疫不全症候群）の患者さんに利用していただく病棟です。手術や抗がん剤などの治療を行うよりも、痛み、倦怠感、不眠や不安などのつらい症状を緩和する治療を中心に行うほうがよい時期に入院していただきます。決して「死を迎えるための病棟」ではなく、苦痛を緩和して「一日一日を穏やかに、大切に生きていただくための病棟」です。

潤和会記念病院緩和ケア病棟は、最上階である南館六階にあります。患者さんにご自宅と同じような環境で快適に過ごしていただけるように配慮されています。通常は五〇ベッドを使用する広さにゆったりと二四ベッドを全室個室で準備しており、無料個室と有料個室があります。部屋にはベッド以外に、ソファ、冷蔵庫、テレビやタンスなどを備え付けており、患者さんのみならずご家族の方にも快適に過ごしていただけるように設備を整えています。また、ナースステーションのそばの広いホールには、テーブル、ソファ、大型テレビ、喫茶コーナー、電子ピアノやＣＤプレーヤーなどを備えており、ご家族やお見舞いの方との歓談の場としてご利用いただいています。

緩和ケア病棟では、周囲の迷惑にならない範囲で飲酒を楽しんだり、排煙機能を完備したコーナーで喫煙することも可能です。また天然温泉の広い浴室でベッド（ストレッチャー）に寝たまま入浴することもできます。

二〇一七年九月現在、日本緩和医療学会暫定指導医の医師（病棟医長）一名、専任医師一名のほか、宮崎県緩和ケア研修会を修了した各科の医師が主治医を担当しています。また、病棟での中心的役割を担う看護師二十四名、看護助手四名のほか、痛み止めなどのお薬の調整や説明を担当する薬剤師、リハビリを担当する理学療法士、家庭・地域との連携などを担当する医療ソーシャルワーカー、食事などの栄養管理を担当する管理栄養士などでチームを作り、チーム医療として日々の診療を行っています。毎週、カンファレンスを開き、患者さん一人ひとりの病状をスタッフで把握し共有した後、今後の治療やケアの方針などを話し合って決めています。

付き添いや面会の時間に制限はなく、ご家族の方にお泊りいただくことが可能です。付き添いをされるご家族のため、家族専用の休憩室を三部屋準備しています。休憩室にはソファや三畳ほどの畳コーナーがあり、布団を持参またはレンタルしていただければ、ゆっくりとお泊りいただくことができます。また、ご家族専用のシャワー室もご利用いただけます。付き添いをされるご家族ができるだけ疲れをためずに、患者さんとの大切な時間を共有していただけるように配慮しています。

潤和会記念病院緩和ケア病棟では、潤和会記念病院で治療を受けられた患者さんだけではなく、ほかの病院で治療を受けてこられた患者さんも積極的に受け入れています。そのような患者さんの場合、がんの治療を担当していた主治医の先生に診療情報を提供していただき、患者さんのこれまでの経過や病状を十分に把握した上で、緩和ケア病棟についての詳しい説明を行う入院前面談の時間を設けています。

今後も私たちスタッフ全員、患者さんとご家族の暮らしを支えられるような緩和ケアが提供できるように努めていきたいと考えております。

目次

旅立つ人に寄り添って

〝がん〟と向き合いながら生きる――緩和ケア病棟開設にあたって――……岩村　威志　1
緩和ケア病棟での看護師の役割……濱砂しのぶ　5
潤和会記念病院　緩和ケア病棟の概要……田中　信彦　8

一の章　家族の想い

ただいま父は巡礼中……上田ひろ子　19
愛する夫の天国への旅立ち……藤野真知子　23
幸せなひととき……伊喜　紀子　26
息子と過ごした日々……緒方　初美　31
愛する「あなた」を失って……釘元トミ子　34
私のお父さん……外山友紀子　38
一人では何もできない介護　感謝……ターさん　41
父とともに……さくらこ　52
人生の最期を迎えて……松岡　春江　55
父のさよなら……江藤　寿美　58

二の章　看護師の想い

自分らしさを求めて……匿名希望　63
緩和ケアと私……ＫＳ　65
最期までの道のりを教えてくれたＫちゃん……鍛えられた世代ナース　68
看取りを通して思うこと……自称サザエさん　72
看護師で良かったと思えた瞬間……自称サザエさん　75
遺された数々の想い出……匿名希望　77
自宅での看取り……小佐井美香　84
患者を看取る尊さ……匿名希望　90
患者さんに寄り添うということ……松尾　利沙　93
夢の国……すきすきりん　98
信頼され安心されること……松本かほり　102
忘れられない出会い……匿名希望　109
〝手当て〟をする、ということ……池田　沙穂　111
ビールでほろ酔い……けささまけ　116
悲しみは永遠に……だけど……ちーちゃんママ　119

三の章　スタッフの想い

選択される「命」……鶴田　和仁　131
人生の役割……甲斐　慎也　134
思いの天秤……匿名希望　136
初雪草に想いを馳せて……まほみ　139
告知するということ……故郷の山へ　142
映画と名言とわたし……匿名希望　145
五年目の手紙……匿名希望　148

四の章　看護学生の想い

お父さん、ありがとう……児玉　由貴　153
自分の家族への思い……安武奈津希　156
その人らしさ……下窪　瑠華　158
命の重さを実感して……岩崎　梨奈　161
目で見て触れること……黒木　美波　164

身体の異変に気付いている患者との関わりを通して …… 佐藤　文香 167
言葉を超えたコミュニケーション …… 湯地香菜美 169
寄り添うことの大切さ …… 徳井亜夫加 171
祖父の死を通して …… 那須　瑞樹 174
当たり前の日常を大切に …… 富松　彩花 177
患者さんの望みに合わせた援助を …… 並川はるか 180
余命一カ月の患者さんが望む最期の過ごし方 …… 林　ちづる 183
緩和ケア実習を通しての自分の思い …… 和田　麗華 186

編集後記 —— 188

＊患者様・ご家族の個人情報保護のため、一部内容を補正させていただいております。

カバー・扉絵　藤野真知子

挿絵　外山　尚徳
藤野真知子
高橋　瑞枝

一の章　家族の想い

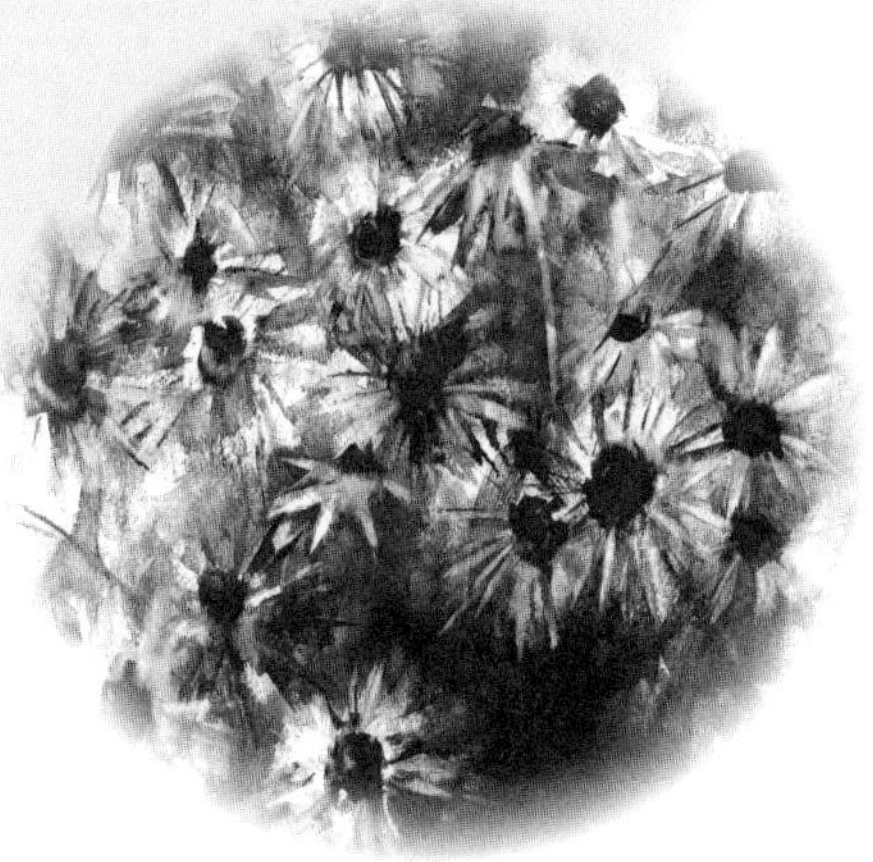

扉絵　藤野真知子「マーガレット」

ただいま父は巡礼中

上田　ひろ子

「オイ、ひろ。お父さんは肺癌になった。手術をするから、その説明を聞きに帰ってきてくれ」と言われたのが今から十三年前のことでした。

私達家族はこの日を境にして、最期は病院にするか在宅にするか悩む日々が始まりました。

私達は女ばかりの三人姉妹で、全て県外在住。両親は宮崎で二人暮らしでした。

父は手術後、放射線治療を数回行っていましたが、それでも元気に生活をしていました。ところが、平成二十六年十一月。私のところに主治医から連絡があり、「もう、これ以上、治療はできない。あと一年くらいでしょう」と余命宣告を受けました。父もそれ以上の治療を望むことはありませんでした。

いよいよ病院か在宅か、決断する時がきました。そんな中、平成二十七年九月、「お父さん、ええとこ見つけた。病院やけど家みたいなところや。病室も明るいし、ダイニングキッチンがあって、まるで家みたいや。お父さんここに決めたから」ととてもうれしそうに弾む声で連絡がありました。

そして緩和ケア病棟へお世話になることになりました。

入院中、県外から孫、ひ孫、私達姉妹が揃い、ダイニングで父を交えながらお弁当を食べていたら「どうした？　どうして今日はお弁当なんや。今日はすき焼きにしろと言ったやろ。せっかく皆揃ったのに」と父。我が家と勘違いするほど、ダイニングを自宅のように思っていたようでした。

また、病室では久しぶりに姉妹と会って、話も弾み、夜になるまで話をしていても看護師の方から「楽しそうですね。ひさしぶりに会えてよかったですね」と声をかけてもらい、消灯時間もなく、「静かにしてください」なども言われず、束の間の父との会話もすることができました。

また家族写真を撮ってほしいと看護師の方にお願いすると快く受けてくれたり、主治医が毎日、父の話を傾聴してくれたり、看護師の方も忙しい中、父の愚痴を傾聴してくれたり、夕食時には看護師の方がお酒のお酌をしてくれたりと父はいつも喜んでいました。

平成二十七年十二月三十一日十二時二十八分。

ついにこの日が来ました。

「お父さん。ほら、息をせんかね。何してるの。ほら、息をしなさいよ。お父さん、私一人になる。これから先、私どうしたらいいの」と母。私と姉は「お父さん」と呼ぶことしかできませんでした。この光景を見た看護師の方が、ただ黙って涙を流しながら側にいてくれたことは家族にとって、とても嬉しい限りでした。

父は、生前から「死んだら四国八十八カ所に行くからな。私はお墓になんかいません」とよく唄いながら言っていました。父の希望通り八十八カ所お遍路の衣裳を看護師、姉、私で着せました。

父は亡くなったのではなく、四国八十八カ所巡礼の旅に出かけたのです。

納棺時には、大きなおにぎり、漬物、靴下を持たせました。

お父さん、今頃どこの札所かなあ。

最後に、緩和ケア病棟の医師、看護師の皆さんは「死」に必ず直面する職場ですが、私達、家族にとって先生、看護師の方々は、相談相手であり、患者にとってよき理解者であると思います。そして、何より本当の家族のように接してくれるその姿に感謝します。あの家庭的な雰囲気の病棟は一生忘れることはありません。

母はいまだに暇を見つけては緩和ケア病棟へ遊びに行っています。

緩和ケア病棟の職員の皆様、父はこの病棟で亡くなってよかったと思います。父も満足していると思います。

本当にお世話になりました。そして、ありがとうございました。

愛する夫の天国への旅立ち

藤野　真知子

潤和会記念病院緩和ケア病棟に転院した日、台風が去った後の良い天気に恵まれた。主人の少し沈んだ「いよいよか」という覚悟の顔が忘れられない。「家に帰りたい！」という言葉を飲み込み、車いすで病院内に入っていく。身体の痛みと精神的苦痛の両方に苛まれ、しかし、受け入れなければならない現実にどんな想いであったか、想像を絶する。

お部屋の広さと眺望の良さに、息子と「ここにしてよかったね」と言葉を交わした。案の定主人は「広くないか？　もっと安い部屋でいいぞ」とつぶやく。近くにある自分の家を感じられる部屋で過ごさせたかった。

お医者様の物静かな口調での説明に少なからず安堵感を覚え、看護師さんの柔らかなお話しぶりやてきぱきとなされる医療処置に主人共々穏やかな気持ちになったことを覚えている。しかし、入院が進むにつれ主人の容体も徐々に変化していった。痛みなどもひどくなり、今まで支えは必要であったものの、自分の足でトイレに行きソファまで行こうとしていたのがほとんどできなくなり、起き上がることすらできなくなった。

病室に泊まり込み、昼夜ずっと一緒に過ごし、思い出話や冗談を言いあったこと、身の回りのお世話ができたこと、長い辛い夜の時間を共有出来たことは今となっては私の大切な大切な宝物である。ベッドに座り一緒に夜景を見たこと、毎日触れ合いながら手足のマッサージができたこと、ほとんど毎日きてくれる息子や孫、こころから心配し励ましてくれる姉たちや弟の存在、懐かしい友人との語らい、それら全てが主人の生きる原動力になっていたのではないかと思う。

「緩和ケア病棟」の存在の大切さを改めて今、痛感している。前述のことは本当にお医者様や看護師の方々のご苦労やお気遣いの賜物である。「決して痛みや辛さを我慢しないでくださいね」と言われたあのお言葉が本当に嬉しく、安心して呼び鈴を押すことができた。私の弾くピアノの音色を主人に聴かせてくださり、主人の今の心配な気持ちを素直な言葉で引き出してくださった。残される私たちへのメッセージを自然な形で伝えてくださったのである。そして皆に見守られ静かに天国に旅立った。

緩和ケア病棟なしでは、私の心も動揺と張り裂けそうな痛みや思いで今こうしてはいられなかったと思う。覚悟はしていたとはいえ、この耐え難い寂しさはいまだ消えず、思い出に浸る毎日だが、あの主人との時間があったからこそ、そして、看護師の皆様の精一杯の看護があったからこそ、主人との思い出を大切に生きよう、心配していた息子や孫、抱くことの出来なかった二人の第二子の成長を見守っていこうという気持ちになれたのだと思う。

「どこに寝るのか？　はよ寝らんか」と心配して身体をずらそうとし、「お前も大変やね。すまんね」と言う主人に涙した日々を忘れず、お医者様、看護師の皆様に心から感謝します。

幸せなひととき

伊喜紀子

　診察日、主人はかなり弱っていました。待っている間、病院のソファで寝ていました。岩村先生が「診ますので連れてきてください」と言われ、先生のところに。すると「（緩和ケア病棟は）伊喜さんのためにできたようなものです。今はなんということはありませんが、少し緩和ケア病棟で力をつけたら」と、そのままお世話になることになりました。私はこれが最後の入院かな？　と思いました。

　家にあっては、机の前にずっと居て、コンピューターで何かをやり、そのあいまに放送大学の物理の授業を受けていました。決して疲れたとか、自然に横たわることもありませんでした。「吐いたでしょ？」と先生は尋ねられますが、ほんとうに一度もなく、食欲も私以上でした。

　病棟入院後、手術をして少しでも楽にしてやろうとの先生のお心でしたが、彼の体の中を見せられ、説明された時、彼のいままでの強さを感じました。「これほどまでに消化器系が蝕まれているのに、よくがんばってきた」と全てを了解しました。

「彼がこの世にいる間、恐怖を持たず、幸せな気持ちになれるようにしてあげよう」

主人の妹に電話をしました。

翌日、義母と妹さん達が主人の元に来てくれました。義母は、「戦争中は疎開して食料もなく、一歳にもならない彼が哀れであったが、ただただ生きることに必死であった。伊喜家の長男を死なせてはならぬという思いで、鹿児島の地で、想像を絶する日々であった。戦後はアメリカに占領され、米が作れない島で、いもや、食べずの生活、それで基となる身体が作れなかった。中一で親元を離れ、鹿児島へ。長男として学業に励ませたが、戦後の経済状況では十分に食べさせてもらうこともなく、泣きながら、歯をくいしばって過ごしたようだ」と話してくれました。

義母と平和に過ごせる場が緩和ケア病棟でしたが、主人はとてもうれしそうにしていました。妹さんとはともに暮らしたことはないのに、「お兄ちゃん、お兄ちゃん」と最期まで兄妹愛で看てくれていました。義母は、「ああ、私はこの子の好み、性格、何を思っているのか、全く知らない。お兄ちゃんのこと、何も知らない」と涙を流されていました。

緩和ケア病棟は広く、ゆっくり家族と過ごせる所でしたので、ほんとうにありがたいと思いました。気兼ねなく家で過ごしているような感じでした。伊喜家の方々が、かわるがわる来てくれました。彼等の愛に、感謝しました。主人が今まで考えてもいなかった伊喜家パワーが部屋に満ち、私の入る隙間もないと感じる時がありました。彼は幸せそうで、うれしさが身体中に充ちていました。

私は皆さんの食事を作りましたが、どこからあのパワーがでていたのか今思うと不思議です。彼は、「皆が来てくれるのはありがたいが、お前が女中になるのは耐えがたい」と。私はいつもの私のように笑っていました。

大好きで、信頼をおいている岩村先生に、毎日診ていただけたのが、彼を平穏にしていた大きなことでもありました。「先生が治してくださる、再び元気にさせてくださる」と思い込んでいました。「何かをきっかけに元気になる」と本気で思っていました。

自分が死ぬのだと思っていなかった彼が、先生の出張前の痰取りの時、「伊喜さん、今までがんばってきたから、帰って来るまで元気でいてよ」と声をかけられた時、「えっ、オレ死ぬのか」と私に尋ねました。亡くなる二日前まで、彼の頭に「死」が全くなかったのです。その後、ノートにいろいろ託したのでしょう。私への愛、生活での感謝がノート四ページにわたって記されていました。

亡くなる前夜、彼は言いました。

「意識が少し薄くなってきた、何か言うことを忘れていないか」

「妹さんにお礼は?」

「まだだ」

「お兄ちゃん、私、少しはお兄ちゃんに役立ったかしら」

彼は「少しどころか、大変役立ったヨ」と言い、手を握り合っていました。これを機に、義母が、そして私が「お別れ」をしました。私の頭、顔を力強くなでまわし、「ありがとう」とお互いに言い合い、携帯で弟達に礼を述べていました。

本当に幸せです。死の前に、こんなお別れができるとは、緩和ケア病棟ならではのことです。静かで、荘厳な神の光が、部屋中に充ちているように感じました。

翌日八時三十分頃、「皆、帰れ、学生も帰れ、少し寝る」と言い、初めてお泊りをしてくれる長男に、ひとつ説教をして、静かに旅立ちました。最後は会えませんでしたが、私を泣かすまいとしての愛だったと思っています。

私は、彼のノートのおかげで、元気に暮らしています。「いつも傍にいる」という彼のことばを信じて、仏壇の前で話したり、畑へ行く時は、「畑に行くよ、ホラ、肩にのって」と言って連れていったりしています。

先生をはじめスタッフの皆様、幸せな最後の場を作ってくださり、本当にありがとうございました。

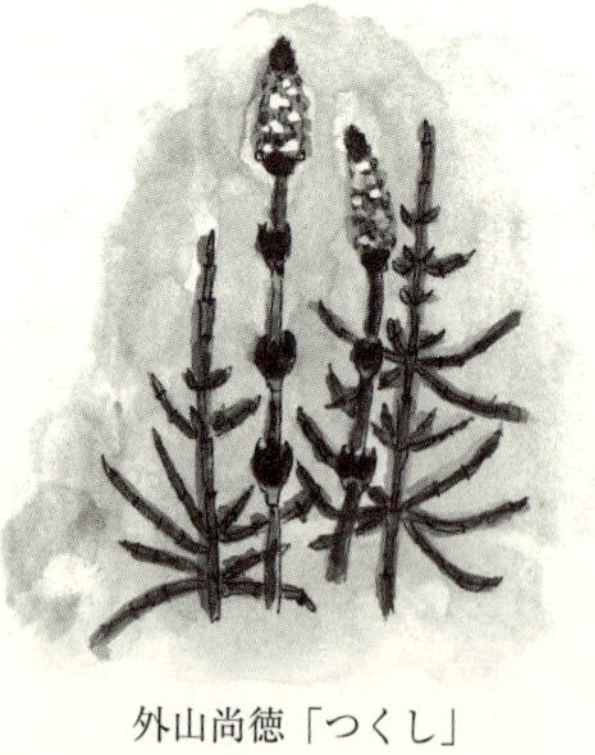

外山尚徳「つくし」

息子と過ごした日々

緒方初美

日々、変わりない生活をしていた時、息子から電話が入りました。何かしら胸さわぎを感じ電話を取ると、興奮した声で、今日がん告知を受けた、との内容でした。病名は大腸がん。その後は、手術を受け人工肛門となり、抗がん剤治療を受けながら、入退院を繰り返し、不安の中でも完治を信じ頑張っていました。

一年が経過した頃になると、俺は本当に治るのだろうか、この生活がいつまで続くのだろうか、先が見えなくて不安だ、夜も怖くて眠れない、子供達を残して死ねない、と不安な気持ちを言うようになりました。息子の病状について先生より、余命告知について話を聞いていましたが、治ると信じている息子、今、目の前で生きている息子に、辛くて辛くてとても告知してもらうことが出来ず、見守ることしかできませんでした。

がん告知を受けて三年目に入ると、徐々に体調も悪くなり、痛みも出てきました。先生から今後の治療、身体状況について説明を受けた時、息子の最期の時が近づいていると感じ、これからの日々は痛みからの解放だけを望み、緩和ケア病棟の説明を受け、見学に行きました。私の想像していた病棟と違い、広く明るい空間、職員も落ち着いて動く姿勢、笑顔も自然でしたので、ここは、安心して過ごせる空間だと感じました。

緩和ケア病棟に移る決心を先生に伝えた後、私達家族は息子とともに今後について、また息子には、残された日々が少ないことが伝えられました。先生の話が終わると息子は、「ほんとですか、マジですか、いつから解っていたんですか」と問い正していましたが、泣いたり、大声を出したり、暴れたりすることはなく、その日には緩和ケア病棟へ移りました。私は、この時から同じ病室で過ごすことにしました。

夕方頃になり息子から、「お母さん、もう諦めとると?」と聞かれた時、何も言えず黙っていると、「弱虫の俺が痛い治療や不安に耐えることが出来たのは、子供達のために元気になる、子供達の成長を見守る、子供達を残してぜったい死ねん、と思って頑張ったからだ。そして不安で眠れない時、手を握って励ましてくれた看護師がいたから」と話してくれました。

一緒に過ごす日々は、痛みが増すごとに話すことも少なくなり、薬の使用も増えました。

それから数日後、息子は、家族の見守る中、静かに天国へ旅立って行きました。哀しく、辛いことだけど、痛みや不安から解放され祖父母の元へ旅立って行ったと思うようにしました。

　息子と向かい合ったこれまで、余命告知について考えてみました。最初から伝えていたら、思い残すことなく子供、家族との時間を作れたかも知れないこと、他にも息子から子供達に何れかの形で遺す物があったかも知れないこと、もしかしたら、先が見えない、と苦しむことも無かったかも……。息子の思いを受け止める覚悟ができず告知が遅かったこと、自分から伝える勇気が無かったことを後悔しています。

愛する「あなた」を失って

釘　元　トミ子

あなたが逝ってから三回目の春がやってきました。

桜の花の季節になると、あなたはいろんなところに私を連れて行ってくれましたね。

あの頃は本当に楽しく幸せでした。

でも、平成二十六年一月二十三日に癌の宣告を受けてから、死の恐怖の中で闘病生活を送ったあなたの心中はいかばかりだったかと、思いだしても胸が苦しくなります。

あなたは発病から四カ月後の平成二十六年五月三十日に、八十七歳でこの世から旅立ってしまいました。残された私は寂しくて、悲しくて心が押しつぶされそうな毎日でした。

初めのうちあなたは、「頑張って治して帰る」と言っていましたのに、病状が次第に悪化していきました。

ある日、息子二人と私を枕元に呼んで、「ひょっとすると今度はもう、元気になれんかも知れん」とあなたは寂しそうに私たちに告げました。

食事も喉を通らず、苦しくて痩せ細っていくのを、側についていながら、どうしてやることも出来ない自分が情けなくて、本当に辛かったのを今でも思い出します。

三月三日から放射線治療が始まり、希望を持っておりました。でもその効果がまったくみられないとのことで取りやめになりました。

そんな時、病院から「四月からホスピスが出来ましたよ」とお聞きし、さっそく、四月八日に移りました。

六階の眺めのよい陽当たりのいい明るい部屋であなたはとても喜んでいました。

ここでは、私も寝泊まりで付き添えますし、家族も来てくれます。それにホスピスでは容体が悪ければ、すぐに看護師さんが来て処置をしてくださるので、本当に心強く思いました。

気分のいい時、あなたは六階の病室の窓から自宅の方をじ～っと見つめていましたよね！　その時、あなたはどんな思いだったのでしょう。

五月四日、外出許可をもらい、あなたは家に帰りましたが、これが最後になりました。

久しぶりの我が家であなたは庭を車椅子で見てまわりました。そんなあなたの姿を見て、家族みんなで喜びあいました。

あなたは寡黙で物静かな人でしたが、どんな事態が起ころうと私の防波堤となり、私を支えてくれましたよね。あなたは私にとって夫であり、父親のような存在でした。

几帳面で入院中も弱々しい字で日記を付けていましたが、その記録も力尽き、二月三日で終わってしまいました。今は仏壇に収めて朝晩、合掌しています。

私は今、子どもたちに見守られ、支えてもらいながら何とか一人で頑張っています。

あなた！　五十七年間もの長い結婚生活の間、優しい気持ちで私を支えてくださり、いっぱいの幸せをありがとうございました。

「あなたと結婚して、ほんとうによかった！」

潤和会記念病院の皆さまへ
先生方や看護師の皆様方には、夫に対してありとあらゆる手を尽くしていただいたことに心からお礼を申し上げます。
辛くて心が折れそうになった時、看護師さんが優しく寄り添ってお話を聞いてくださったことなど、ほんとうに嬉しゅうございました。

また夫は、貴院のホスピスで最期の大切な時間を過ごさせていただき、苦しい中でも幸せな時間を過ごせたと思っています。

患者、家族、お医者様、看護師の方々、その他お世話をしてくださった多くの方々とのコミュニケーションの大切さをこころから強く感じることが出来ました。

そして今回は、このように夫を思い出させていただく機会を与えてくださり、感謝申し上げます。

本当にありがとうございました。

私のお父さん

外山　友紀子

難病で十数年、生活が制限されていた父の状況が急速に悪化していったのは、ここに入る半年くらい前からだった。

「末期の末期」の胃癌と診断され、緩和ケア病棟に転院。ちょうど日当たりがよく、人の気配を感じられるナースステーションのすぐそばの部屋に入ることが出来たことは、人が好きな父にとっては救いであったと思う。看護師さんとの交流は父に安らぎと気力を与えてくれた。私は、毎日のように通っていたが、会うたびに看護師さんとの会話や病院でのいろいろな出来事を聞かせてくれた。

少しでも長く生きたいという気力は、手が思うように動かないことで少し前にやめてしまっていた絵を再び描かせることになる。命をつないでくれた季節外れのスイカや、病室の窓からの風景、生き物や花などを取りつかれたように描き続け、夜遅くまで作業をすることもあった。これまでに描きためた作品で、最初で最後の個展をささやかにひらけたことは、父にとって人生最後で最も特別なイベントとなったようだった。

入院二か月を過ぎたころ、父は、日ごろお世話になる先生や看護師さん宛に絵はがきを描き始めた。一枚一枚何を描こうかと、栄養が行き届かない状況で懸命に考え、命を削るように集中して描いていった。年を越すことは難しい状況だったが、二十三枚の年賀状を無事完成させ、最後のお正月を我が家で迎えることが出来、私たち家族を驚かせた。この時間がずっと続いていくような不思議な感覚だった。

最初は家に帰りたいと話していた父だったが、転院してからは一度もそのようなことは言わなかった。家族に心配をかけまいと思っていたことはわかっている。しかし、母が一緒に病室で生活していたことや、外泊で家に帰ることは出来たし、こちらのほうが生活のサポートなど心配することも少なく過ごしやすかったのではないかと思う。

普段は難病の症状の方が強く、本人にとって一番気になることだったから、ほとんど食べられなくなるまでは癌という実感が少ないように見えた。病院食は口にできず、毎日食べられるかもしれないものを思い出しては私にリクエストしてくれたので、それを調達するのが私の仕事となった。

季節外れのものが多かったので、調達には時間と知恵が必要だったが、大体はそろう今の世の中に感謝した。人それぞれ食べられるものがあるようだが、父は最初から最後までスイカを一番食べた。

緩和ケア病棟では、好きなように過ごせて、人との関わりもあり、どちらかというと社交的な父にとっては生きる張りとなったと思う。亡くなる時の準備をするように指導いただいたので、最後の時までにある程度準備が出来て、助かった。

最後に看護師さんと父の体を拭き、化粧などお世話をさせていただけたことはとても有難かった。父が命を振りしぼって生き抜くことが出来たことは、みなさんのサポートあってこそと感謝している。

一人では何もできない介護　感謝

ターさん

父は、潤和会病院に入院するまで、たくさん病気になり、亡くなるまでの一、二年は入退院を繰り返していました。それでも、寝たきりとか痛くて苦しむとかはなく、普通に生活をしておりました。本を読んだり、散歩をしたり、料理をしたりしていました。

心筋梗塞になり、前立腺がん、間質性肺炎、肝がんとなり、最後はがんが骨に転移しました。心筋梗塞は、退職してからなり、病気になってからは食事、運動には気を付けていたようです。たばこ、酒はすぐにやめられましたが、甘いものが好きで、子どもみたいにこっそりキャラメルとか飴とか少しではありますが、隠れて買って食べていました。心筋梗塞になってから、体力もなくなったと思います。

心筋梗塞になり、薬がたくさんになり、そこからいろいろ悪くなり、間質性肺炎の治療もちょっと薬が強いもので、体には負担が大きかったと思われます（素人の感想）。心筋梗塞になった時点で、血液サラサラの薬を飲んでいるので、血管ももろくなり、肝臓がんの手術もできなかったり、鼻血も二時間止まらなかったりと、大変でした。

緩和ケア病棟に入院する年の夏に、母が父のお腹を見て、急に太ってきたので腹水が溜まっていたら嫌だから、関先生に診てもらったらと言いました。勘は当たっていたようでした。さすが母だなと思いました。宮崎大学医学部附属病院に検査入院し、そこでは、もう余命半年と言われました。私たち家族は、テレビでよく見るがん患者のように抗がん剤で苦しそうなところを見ていないので、ピンと来ていませんでした。切り取ることもできず、がんに栄養がいかないように、その部分の血管に栓をする手術をしました。また、今まで飲んでいた薬の量が多いので、薬を減らしてもらうようお願いしました。

父は私たち家族にいつも強気だったのですが、今回はわかっているのか、残される母のことが心配と、私にいろいろ言ってきました。お母さんは一人になったら騙されるのではないかとか、遺産相続は、法律で決まっていても、お母さんが生活できるように全部お母さんにとか……いろいろ考えていたようでした。

十月になり父の指示のもと、家族で終活をしてきました。葬儀場に見学に行き、内容も決め見積りを取ったりしました。水道光熱費などの名義変更や口座の解約、土地建物は生前贈与と死んでからどちらがお得かなど。仏式から神式にも変えました。私たち子どもが檀家になって毎年お布施を払っていくことや、葬式の時の戒名代など考えて、地元の神社にかえるなど、隅から隅まで考えてくれました。遺影の写真も撮りに行こうと言っていたのですが、きつくてこれだけは行けませんでした。

関クリニックさんのご紹介で藤木病院と潤和会の緩和ケア病棟があることを知り、自宅から近いし入院したことがあるので、潤和会の緩和ケア病棟を見学にいくこととなりました。先生が丁寧に説明してくれたようでした。最初は、悪くなる前にお試しでお泊りできるとのことで、家族も本人もすごく安心感がうまれました。

お試し入院時の父は、体調が悪かったこともあるのですが、機嫌が悪かったと思います。内容は忘れてしまいましたが、たぶん、入院するのに段取りが悪かったのだと思います。

十月末になり父は急に動くのが辛くなりました。

関クリニックの先生に、緩和ケア病棟の紹介、地域包括支援センター利用の仕方など、親切丁寧にお世話していただきました。こういう病院がないと、急な展開の場合どうしていいかわからず、聞く内容も難しく、手続きもどうしていいかわからずでした。母と一緒に聞いていても難しかったです。でも地域包括支援センターの計らいで、普通の手続きが一か月かかるところを機転をきかせていただき、手配を早くしていただきました。

話をして二日後ぐらい（十一月）に、痛さに耐え切れなくなり、地域包括支援センターの紹介の看護師さんと関クリニックに電話して、潤和会病院にも連絡をとり、車で救急車搬入口に行ったところ、日曜日で手が足りず、連絡したにも拘わらずストレッチャーに乗せるとき誰もいなく、手配した看護師さんと偶然いた救急車で帰る前の救急隊員の方に乗せてもらいました。その後、私の主人がストレッチャーを押して、中まで入っていったのを覚えています。仕方ないといえば仕方ないか、日曜だし、と思いました。

その後、緩和ケア病棟の階に運んで行ったのですが、先生がいなく、研修医？の先生と看護師さんが対応してくださいましたが……。父は、痛がっているのに、何も痛みを和らげることはしてもらえず、すごく何もできないことを悔しく思いました。ここは、がん専用の緩和ケア病棟（治療はしないにしろ、痛みをやわらげるところ）だろうと思いました。素人ですが、本当に何もしないのかと。血液で数値をみるとか、痛み止めを打つとか、点滴するとか。でも、受けてもらうだけありがたいと思わないといけないのかと。その後も痛みは続いていました。

落ち着いてからは、病室では看護師さんによくしていただきました。ちょっと思ったことがあります。看護師さんが妊婦さんの場合、父があまりの痛さであばれて、お腹にあたったらどうしようとか、母は思っていたようでした。

研修で看護大から見習い学生さんが来ていたのですが、孫と同じ高校の出身者だったので、父は孫のように引き留めてずーっと話していました。父は話すのが好きで、「何も話さない患者さんよりいいですよ」と言ってくれたものだから、患者の死ぬ前の気持ち、痛みをずーっと話していました。

私の娘は医者を目指していて、父は、娘が小さいころからずっと楽しみにしていました。医大に合格するまでもう少し生きていてほしかったです（現在浪人中）。

介護でお風呂に入れてくれたりしてくれる方は、足のむくみを取るアロママッサージをしてくれて、お店が開けるぐらいすごくうまかったです。看護師さんってすごいなと思ったのは、経験値が高いせいか、余命何日ぐらいかがわかるのが、さすがと思いました。看護師さん、介護士さんなどいろいろ分業していていいなと思いました。

病室は、個室だったので、家族で過ごせました。母は毎日泊まっていました。よく泊まれたなと思いました。私は一日しか代わることができませんでした。それは、代わった日に父が「お母さんは？」と言ったからです。「入院されると心細いのか、奥様がいいとどの方も言われますよ」と看護師さんが言われていたとおりでした。

看護師さんや先生がいつも母のことを心配し、声掛けしてくださいました。ありがとうございました。母も気丈にしていたのか、天然か、先生が「旦那さん亡くなるんですよ〜。わかってますか？」と言われました。ちょっと笑ってはいけないけど、笑えるように、和めるように、声掛けしてくださっていました。少しの声掛けでも、家族のことも心配していただいているんだなあと、ありがたく感じました。

父は、ベッドからトイレ以外起き上がることもできなかったので、カレンダーを持ってきて、一日一日すぎたら×したり、家で飼っている犬の写真などいろいろ見たいだろうなと思うものを写真に撮って見せました。

長野にいる弟にはＬＩＮＥでその日の父の写真を毎日送っていました。また、弟からの電話をかわってあげたりしました。あと父の好きそうなメロンや生ハムなど、食べられなくても買って持っていきました。

自宅の近くに病院があり、大きい病院で施設も整っていて、食堂もあり、コンビニもあり、すごくよかったです。お昼は母と食堂で食べるのが楽しみでした。でも、母が倒れたらいけないと思い、食事は夜の間に作って持たせていました。本人もですが、家族も、介護しやすい環境っていいですね。すぐ亡くなるか、長丁場になるか、これぱかりはわかりませんから。

私の職場では、上司の方や同僚が「最後の親孝行をしなさい。死に目に会えないと後悔するよ。休みなさい」と言ってくれました。言ってくれた方は、自分の親の調子が悪いときに上司が理解してくれず、休みをくれなくて、辛い思いをしたことを涙ながらに話してくれました。何事も経験した人じゃないとわからないことも教えてくださいました。その言葉には重みを感じました。

父は、最後まで医療用麻薬を我慢して、頑張っていました。先生が「頑張らんでいいからね」と。確かに痛いのは辛いだろうに、頑張っていました。医療用麻薬を打って、幻覚を見ているのもわかっていると言ってました。ぎりぎりまで意識があり、きついのにトイレまで行くことも頑張っていました。おむつはいやだったのでしょう。

最後は、私の娘の誕生日、生まれた時間に息を引き取りました。いつ息を引き取ったかわからない感じでした。

最後の処理も丁寧に行っていただきました。

死ぬ前に連絡した方は、父の意識がはっきりしている間に会いに来てくれてよかったです。生きている間に、やることは全部やり切った感じでした。

自分だったら、余命宣告され、こんなに全部いろいろできるものかと、冷静にできるのかと、父を尊敬しました。いつもはちょっと変わっていて、気難しく、そのわりにはおしゃべりで。よく言えば目の付け所が違う、先見の明があるというか。

死んだ後の手続きはいろいろありましたが、ほぼ私がやり、あまり困ることはありませんでした。父が亡くなってからは、母は思考回路が停止しました。何を聞いても「わからん。わからん」一瞬ボケたのかと思ったほどです。

父が終活してくれていてよかったなと本当に思いました。事前に葬儀場や内容は決めておいたし、連絡する人も決めていたし。弟は、ついてくるだけでした。

でも、母一人になると、今まで、父と母二人で生活しているときと違い、いろいろな面、防犯や詐欺など心配ごとが増えました。

車で五分くらいのところに住んでいても、毎日仕事しながら様子を見に行くのは、意外と大変だということ。母は車に乗れないので、今まで父がしていたことを私がしないといけないこと。母の父（私の祖父、現在九十七歳）もケアハウスに入っていますが、様子見や手続きなど面倒を見なければなりません。

結婚してからの母は、父の言うとおりに動いていただけで、自分で考えて動くことがなかったのでしょう。半年ぐらい、思考回路停止状態でした。

入院中や葬儀のときに、いろいろ助けてくれる人、連絡してないのに葬式に来てくれる人、感謝するばかりです。父が亡くなった後、「お母さん、さびしくなっただろうね。気を付けてあげなさいね」と言ってくれる言葉は経験者の言葉であり、ありがたく感じました。

また、入院中に私の友達が、父の容体が悪いのを聞きつけ、私たちの差し入れにパンやドリンク剤を持ってきてくれたり、少しの気遣いがすごくうれしかったです。お通夜の時も、お腹がすくだろうと、家族や親せきにいろいろと食べ物を持ってきてくれたり。まわりのお友達に支えられました。同じ立場になったとき、自分は気の利いたことができるのかと考えました。大体は、親が亡くなられている方たちばかりでした。

連れ合いが亡くなるって、どれほどショックなことだろうと思いました。私たち子ども、孫が近くにいて、支えられたら。この時代、独身が悪いというわけではありませんが、看取る人がいない、孤独死のことなど多くのことを考える機会になりました。

緩和ケアとは、本人の痛みを和らげて終期を迎えるためのものですが、家族も納得して、安心して相談に乗ってもらい、かゆいところに手が届き、家族の心の支えになるようなところであってほしいです。最期のときをおくるところが、潤和会でよかったと思えるところであってほしいです。私どもは、潤和会緩和ケア病棟がそういうところだったと思いました。

仕事は、みなさんプロですから、できて当たり前だと思います。少しの言葉で力になったり、癒されたり、ほんの少し気持ちがプラスになると思います。

看護師さん、先生も毎日死に向かい合い、辛い仕事だと思います。みなさんが、最後は本当に白衣の天使に見えました。これからのご活躍をお祈りいたします。

家族も支えていただき、大変お世話になりました。ありがとうございました。

忘れた頃に、アンケートではありますが、こういう文書が届くのもいいことかもと思いました。忘れられていないんだなと。

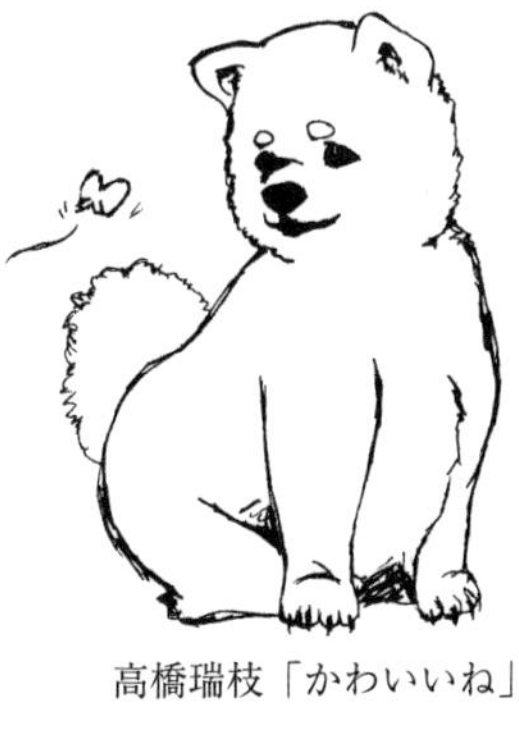
高橋瑞枝「かわいいね」

父とともに

さくらこ

六年前の春、父の闘病が始まった。下咽頭癌。永久気管口を開け声は失ったが、いくらか見守りが必要になった母のケアと大好きな畑仕事、そして多少のお酒を楽しみながら、病前に近い日常を取り戻した。発病三年目頃から再発・転移を繰り返し、いよいよ終末期の数週間を緩和ケア病棟にお世話になった。

いずれ訪れる父との別れに覚悟はできず、父が父らしく時を過ごし、生きざまを全う出来る最期、私達がどのように関わったらいいのか家族全員が模索していた。

看護師資格を持つ私は、在職中、ターミナルケアの研修に参加したことがある。全国から終末期医療に関わる経験豊富な看護師が集まり研鑽した。当時、集中治療室に勤務していた私は、癌末期の看護の経験がなく、驚きや感動の数々に心を揺さぶられた。例えば、院内で結婚式を挙げた、絵画の好きな患者さんの展示会を開催したなど、驚くような話を幾つも聴かせてもらったが、父がお世話になった緩和ケアは、少しイメージが違った。派手なイベントではなく（適切な表現が見つからず申し訳ないです）、たぶん父が望む環境にいられるよう、心尽くしでお手伝いを頂けた。

父は癌性疼痛が強く、医療用麻薬を持続投与していたため終始うとうとしていた。痛みをとってもらい、眉間のしわはなくなり、実に静かで穏やかに、時には頷いたり目で物を追ったりすることができた。

緩和ケア病棟に入院してから、私達に動揺や困り事はないか、ドクターの話は理解できているかなど、家族一人ひとりの心境、立ち位置や役割をふまえて、こまめに言葉かけをしていただけた。一番嬉しかったのは、スタッフの方から「私達も一緒に（父のそばにいる）」と言ってもらえたことだった。そして本当にそうしてくださった。

私達は、何でも伝えさせてもらった。病室では、父の洗面や清拭、歯磨き、髭剃り、父を囲んでの食事、遠方にいる孫達とビデオ通話で再会、父の口に焼酎を含ます（酔わない程度?）など、家庭の延長のようなごくごく普通の時間を共有した。母は、父の手をしょっちゅうさすっては語りかけたり泣いたりしていた。母なりのペースで、父の状態を理解し受け入れていたのだと思う。

父の息がもうすぐ止まる時、私は父に「もう頑張らなくていいよ」と言った。すると父は一度大きく目を開き、深く息をして亡くなった。まるで「もういいか？　ありがとね」と言うかのように。私達はどれだけの時間を費やしても満足は得られなかったと思う。でも、納得することができた。

緩和ケア病棟で過ごした日々は、最高に温かい花道を、みんなで一緒に歩けたって、言ってもいいよね～、お父さん！

スタッフの皆様、本当にたくさんの真心をありがとうございました。

人生の最期を迎えて

松岡春江

満中陰法令も済ませ、納骨が終わりました。来世では二歳で亡くなった子どもに会いましたか？　さぞ大きくなったことでしょう。今頃は二人して酒など呑みかわしていることでしょう。

平成二十七年十二月、膀胱がんと診断され、平成二十八年十二月、全ての手術が終わり、放射線治療を受けました。この治療は想像以上の成果を上げ、おかげで主人の願い通り故郷である高知に、三男の嫁の運転のもと、孫二人と一緒に帰ることができました。ご先祖や父母、弟の墓参りをし、姉妹や甥姪に会い、甥の計らいで居酒屋を借りて酒盛りがあり、その時食べたかつおのタタキがおいしかったと言っていました。これが高知の親せきと過ごした最後の時間でした。宮崎に帰省してまもなく桜の季節となりました。残念ながら今年は車中から桜の花を眺めるだけになりましたが、昨年行った西都原の桜と菜の花のコントラストの見事さに感嘆したことを思い出し、二人で話題がつきませんでしたね。

日々衰弱していく姿に心痛めていた矢先に、主人は自分から緩和ケア病棟に行くと言って入院しました。

死と向き合うことは頭では理解していても、心と身体が追いつかないことだと感じました。一日一日を一生懸命生きてきた主人は、尚更つらかったことでしょう。それでも自己の整理として、写真館で遺影を写し、遺産整理や葬儀場・式典も決めて、この世を去りました。

またがんとわかってから、自分史を書き始めました。これは途中で力尽きましたが、大学生の孫二人によって編集され、冊子として親族、友人たちに進呈されました。

緩和ケア病棟の医師や看護師さんには大変お世話になり、私たち夫婦の精神的拠り所でもありました。本当に有難うございました。死に寄り添い、日々患者さんたちと接する姿に頭の下がる思いでした。

今の時代、三人に一人は、がんになる世の中です。このような中で医師や看護師さんたちは精神をどのように立て直して日々暮していくのか、察するに余り有ることです。

どうぞ、これからも患者様に寄り添い支えてあげてください。

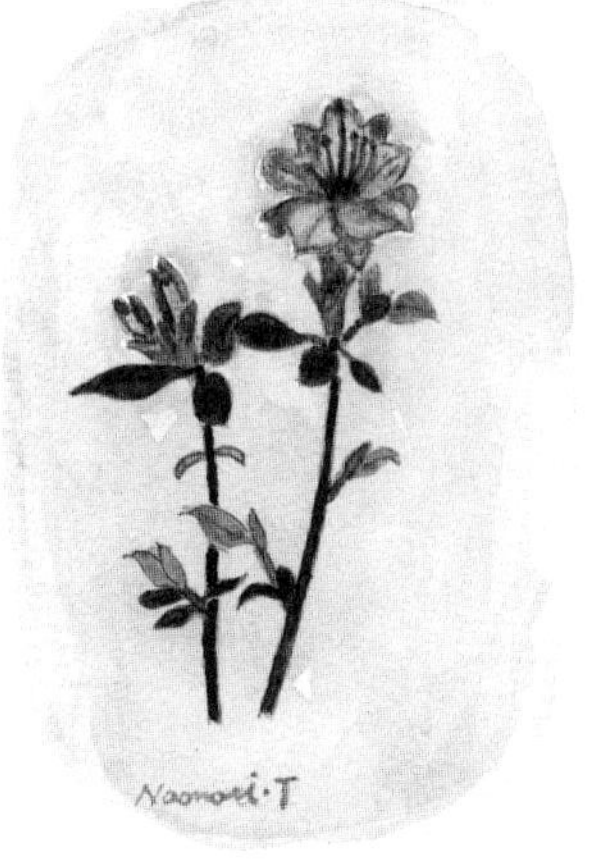

外山尚徳「つつじ」

父のさよなら

江藤寿美

父は寡黙な人だったので、子どもの頃から父にまとわりついたり甘えかかったりした記憶はあまりありません。父は、いつでもただ黙ってそこにいる人でした。だから、父という一人の人が自分の中に占めている存在感の大きさには、それまでずっと気がついていませんでした。

「あと、数カ月単位と考えてください」という主治医の言葉を聞いてから、どれだけ動揺したことか。これから家族を失おうとするそれまでの時間をどう過ごすか、寝ても覚めても父を思い、月を見ても星を見ても父のことを祈る日々でした。

その日、というのは父の命日になってしまった日で、私が父と過ごした最後の日ですが、仕事を休んで父に付き添っていました。数日前に譫妄《せんもう》が現れてからは薬の影響でほとんど眠っていて、話しかけても目を開けませんでしたが、「聞こえているんですよ」という看護師さんの言葉を頼みにして、その時間、人生の中でいちばんたくさん父に話しかけました。母と兄がちょうど病室を外して、私が父の傍らに立って手を握ったりさすったりしていた時でした。

ふと、眠っていた父の左目に力が入って、そっと薄目を開けたので「お父さん？」と呼びかけると両目を開けて私の顔をじっと見ました。「お父さん、お父さん」呼びかけても返事はなく、そっと目を閉じ、とたんに呼吸が遠くなってしまいました。慌ててナースコールを押して母には電話をかけ、あとはただ、どんどん遠くなっていく呼吸をひとり見守り、父を呼び続けるしかありませんでした。まもなく母と兄が病室に戻ったときには、まだかすかに息があって、家族全員で最期を見送ることができました。

今、振り返るとき、自分が亡くなる瞬間が父にはわかったのだろうかと、わかった上で私にさよならを言うために最期の力で目を開けたのだろうかと、その瞬間の父の思いをどうしても考えてしまいます。家族が残された時間をどう過ごすか思い悩んだように、父もどのように逝くのかおそらく考え続けたことでしょう。そっと目を開け、一人っきりでないことを確認して静かに逝った父は、最期まで実に父らしかったなと思われてなりません。

二の章　看護師の想い

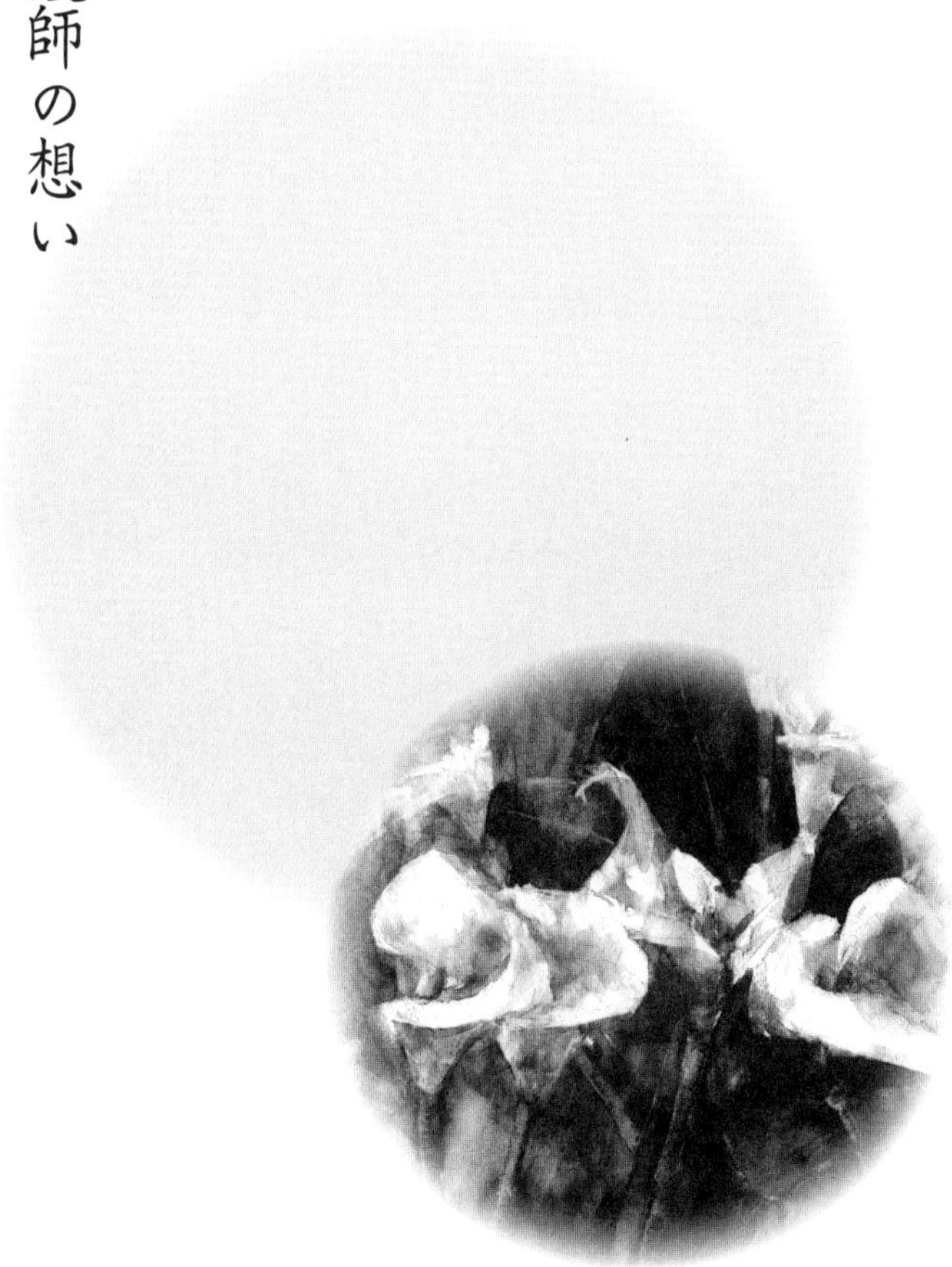

扉絵　藤野真知子「カラー」

自分らしさを求めて

匿名希望

看護職は、人生の誕生と最期に立ち会える職種であり、魅力のある仕事です。私は、看護師として三十数年、仕事に追われながらも、家事・子育てと時間は過ぎました。定年を迎える数年前に、緩和ケア病棟へ勤務異動となりました。一般病棟、急性期病棟での勤務が長かった私は、緩和ケア病棟でどのような看護をしていけばよいのか、不安と戸惑いの毎日でした。

緩和ケア病棟に入院される患者さんは、がんの告知を受け、治療や今後の人生について考え、自己決定されています。なによりも病気のことや今起きている現象を受け止められています。

緩和ケアの基本方針の一つに、最期まで患者がその人らしく生きていけるように支えるということがあり、それを十分にふまえたケアを提供していかなければなりません。患者さんやご家族は、多くの不安と葛藤の中にあり、私は話を聞くこと、その場にいることしかできませんでした。

多くの患者さんや家族と出会い、その中で最期の瞬間までその人らしく生きていけるように看護を提供するとは、どのようなものなのか考え続けています。人はそれぞれ考え方、思想も違います。患者、家族の思いを汲み取って、その人らしい最期が迎えられるようにケアを提供していかなければなりませんが、未熟な私に、患者さんやご家族は心配していること、希望などを話してくださいました。看護ケアについては、知識のある看護スタッフから学ぶことができました。少しずつ相手に寄り添う看護が提供できるようになりましたが、日々勉強させられています。

先日、『サイレント・ブレス』という本に出会いました。サイレント・ブレスとは静けさに満ちた日常の中で、穏やかな終末を迎えることをイメージする言葉です（南杏子著）。その人らしさとはどんなことだろう。自分らしさとは何だろう。自分自身の最期をどう迎えるのかを考えたことはなかったです。最期の瞬間に立ち会い、死生観を考えさせられています。自分らしくどう過ごしていくのか考えていきましょうか。

緩和ケアと私

KS

私が緩和ケアを志したきっかけは、看護学生の頃、看護実習での、ある患者さんとの出会いでした。その方は、多発性骨髄腫の末期の患者さんでした。痛みが強く、寝たきりの生活をしいられていました。学生の私は、どう接したらいいのか、何ができるのかと毎日悩んでいました。しかし、その患者さんは、私にたくさんのお話をしてくれました。今までの人生、病気になってからのこと、家族のこと、仕事のこと。きっと痛くて苦しいはずなのに。

私がしてあげたいこと「痛みが楽になってほしい……」。学生の私には、痛み止めを使うことはできません。私だからできること、必死に考えました。寝ている時、楽になる姿勢は？　痛みが強くならない体位交換の方法は？　痛みが強い時、どうしてあげたらいいか？　痛い時は、ずっと傍にいました。夢中で体を擦り、声をかけました。

今思うと、あんなにそばにいて、迷惑だったかもしれません。その方は、本当に心優しい寛大な方だったと思います。実習最後の日、「いつもありがとうね」そう笑顔で言ってくれました。実習の担当の看護師さんにも、「逃げずに本当によく頑張ったね」と学生になって初めて褒めてもらいました。

私は、こういう看護がしたい、そしてこの方の看護をもう一度したい。そう決め、この患者さんのいる病院へ就職し、運よくその病棟に配属されることになりました。まっ先にその患者さんのことを先輩看護師に尋ねました。「あの患者さんね、あのあとすぐに亡くなったのよ」。

緩和ケア病棟で働くようになり、今までたくさんの患者さんの最期を看とってきました。「死」というものを、私は悲しいとは思いません。淋しいとは思います。家族にとっても、私にとっても大切な人を失うのだから。あの時、先輩看護師からあの患者さんが亡くなった話を聞いた時、私は悲しい気持ちで涙が止まりませんでした。きっと、最後まで、自分が納得する看護ができなかったからだと思います。この緩和ケア病棟で、すべての患者さんが、その人らしい最期を送れるように、自分自身も患者さんにとって最善の看護が提供できるように一日一日を大切にしていきたいと思います。

そして、学生の時、担当させていただいた患者さんへ、優しさをたくさんありがとうございます。私が毎日頑張れるように、天国で見守っていてください。

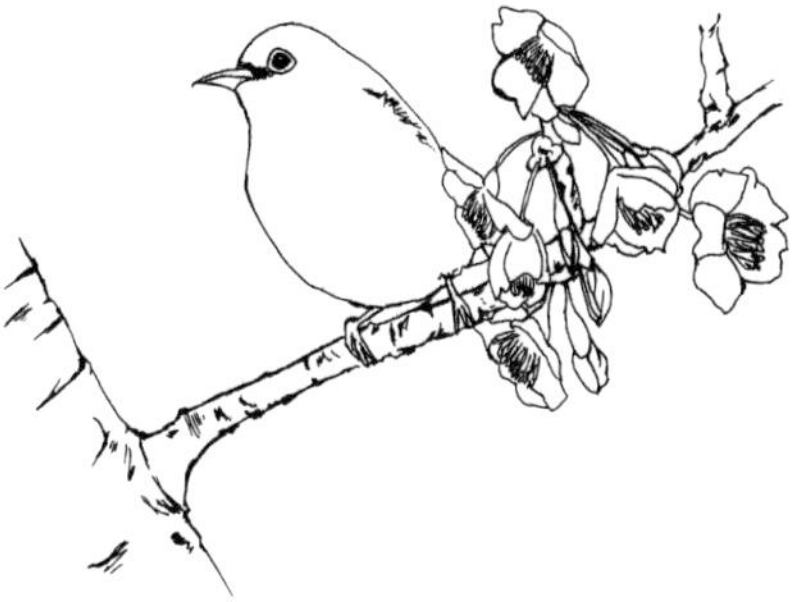

高橋瑞枝「メジロ」

最期までの道のりを教えてくれたKちゃん

鍛えられた世代ナース

友人Kさんは三十歳代で子宮頸癌を発症され、手術を受けていました。看護師でした。術後に抗癌剤の治療を受け、職場復帰していました。その後、しばらくして肝臓と肺に転移し、治療を受けていました。

彼女は、死ぬ覚悟は出来ていました。

その旅立ちを迎えるまでの過程について記します。

最後の入院になるであろうと、ある程度予測し、儀式の準備をしていたそうです。全ての準備が終わるまでに、どんなにきつくても医療用麻薬は使用せず、準備が終わったのを見届けて「お母さん　医療用麻薬使っていいよ」と言い、最期を迎えたそうです。

そして、会場で読まれるメッセージは、彼女が最後の入院中に託したものでした。

葬祭場・会場のアレンジ・遺影・ウエルカムメッセージ・旅立ちの衣服・棺・車・会場で流れる音楽。

会場の花の種類・自分の墓標。

そして、参列した友人、知人、親族、家族に宛てたメッセージ。

通夜会場に一歩入ると、ウエルカムメッセージが。

生まれたころから、学生時代・看護師になってからの様子などの写真。

会場には彼女の大好きだったB'zの音楽が流れ、遺影は元気いっぱいの笑顔。

そして、参列する皆さんへと最後のメッセージが読まれました。

*

皆さんは私が若くして旅立つことをかわいそうだと思うかもしれません
しかし私はかわいそうではありません
短いながらに一生懸命勉強をして一生懸命遊んだよ

そして結婚して、私のわがままを押し通して離婚してくれてありがとう

＊

棺の中の彼女は「白無垢」を着ていました。
またいつしか誰かの胸に飛び込むかのように。
そして白いリムジンで天国へ逝きました。

私達友人は、何度も入院中に面会をお願いしましたが、頑なに拒否されていました。
理由は「全身黄疸で黄色くなった自分を見られたくない」
「元気な時のKちゃんだけを覚えててほしい」という彼女の想いでした。

私はKさんの死を通じて「自分はこんなことできない」と思います。
しかし、彼女が看護師としてやりたかったこと。
彼女と切磋琢磨して学習したことなどを思い出し、今があります。
最後に楽しく過ごせたよ。

ありがとうと思える時間を大切に、今後の時間を費やしていきます。

追記：偶然彼女が入院していた病棟に友人がいて、最期の状況を伝えてくれました。
離婚の原因は、彼への負担を軽くしてあげたいが理由だったと覚えています。
重荷になりたくない、彼も病気だから……。
メッセージにも「わがままで離婚してくれてありがとう」って言ってました。
何故そこまで強かったのかはわかりません。
しかし、仕事も、遊びも充実させたい。中途半端は嫌な彼女でした。

看取りを通して思うこと

自称サザエさん

私の父は八十三歳で生涯を閉じました。十年間、母が車椅子生活の父を介護し、私は週末に顔を見に行き、時々、外食に連れて行きました。忙しいことを理由に、母に代わって介護をしてあげなかったことは後悔が残っています。

介護に疲れた母が施設に預けた父を、私の休みに合わせて外泊させていました。食事量が減り衰弱していく父、最後の外泊は年末年始の二泊三日でした。

年越しの日に、家族で年越しそばを食べ、父は好きなお酒を少し飲みました。むせるため、とろみを付けましたが、おいしそうに飲む父の笑顔に、家族みんなから「父ちゃん、おいしいやろう。よかったな。娘が看護師じゃから家に帰れたとよ」と感謝され、私は、役に立てていることを嬉しく思い、看護師にさせてもらったことを心のなかで感謝しました。

父のベッドの横でやすみ、床ずれがあるため二時間おきに体の向きを変え、オムツ交換、水分補給などの介護をすることは、看護師の私には苦にはなりませんでした。

仕事があるため、元日に施設に送り届けたとき、寂しそうにしていた父。食事もとれず、看取りの時期が近いことを感じながらも、亡くなる日の朝は、父の病床から仕事に向かいました。

午後からの仕事を切り上げ、介護をするため父の元へ向かいました。心電図モニターが付けられ、苦しそうに息をする父を家族みんなで囲みました。苦しくても起き上がり帰りたい素振りの父の姿に、父の手を握り、私は思わず「家に帰るとね。連れて帰るが。今、車を準備するが」と言いながら、畳の上で最期を迎えさせてあげなかったことを後悔しました。家族は、「がんばれ」「父ちゃん、がんばったね」「ありがとう」と声をかけました。最期の瞬間は母に父の手を握らせました。冷静に父に「楽になったね。帰りたかった家に帰るよ」と声をかける私がいました。

死後の処置は、私と看護師をしている娘で行わせてもらいました。職場でエンゼルメイク（編集部註：亡くなられた患者さんのお顔にお化粧などを施すこと。エンゼルケア）のやり方を学んだおかげで、父の死化粧は今にも目を開けそうな穏やかな表情でした。

母をはじめ家族一同が、父の穏やかな表情をみて、後悔の言葉はなく、「皆に看取られ、孫に体を拭いてもらい幸せだったね」と母が言った時、看護師で良かったと思えた瞬間でした。

昔のように住み慣れた我が家で、最期を迎えられたらと私は思っています。

私は、看護師である限りは、看取りの時に本人も家族も後悔しないような関わりをしていきたいと思いながら仕事をしています。

看護師で良かったと思えた瞬間

自称サザエさん

私の三十数年の看護師人生で、看護師で良かったと思えた瞬間は、終末期ケアで患者が息を引き取る瞬間まで寄り添えたことです。

その患者さんは、肺癌のため最期の瞬間まで意識があり、息苦しさに耐えておられました。苦しまれても当時は、酸素吸入をしながら、体を起こして背中をさすり、口の渇きに氷片で口を拭くことしかできない昭和最後の時代で、患者も看護師もつらかったのを思い出します。

患者さんは息絶える瞬間に「ありがとう」と言われました。「ありがとう」の言葉は看護師であるがゆえにもらえた感謝のことばであり、看護師で良かったと思えた瞬間、涙が止まりませんでした。

今は、苦しさを減らすことができる医療用麻薬を使用したり、「鎮静」と呼ばれる眠らせる方法も行われるようになりました。あの時代からすると、医学の進歩に感謝するところであります。

しかし、医学が進歩して、良い薬があっても、看護師の手でできるケアは今も昔も関係なく必要だと思います。

これからも看護師である限り現場で実践し、後輩にも伝えていきたいと思っています。

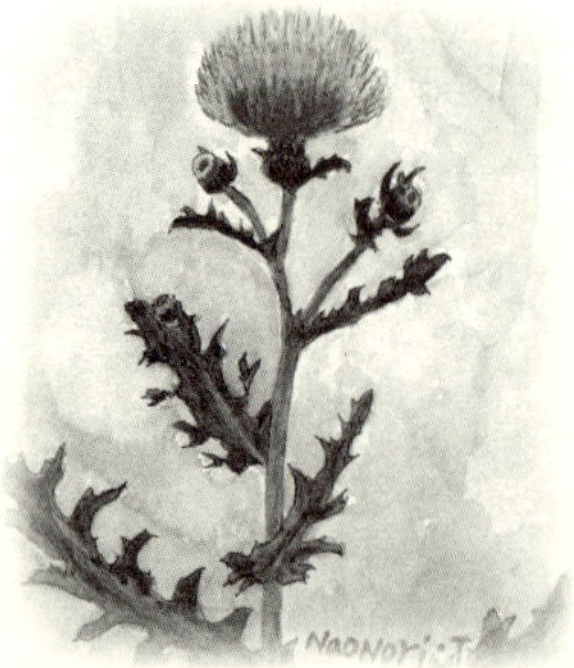

外山尚徳「アザミ」

遺された数々の想い出

匿名希望

緩和ケア病棟新設から早や四年目、年間約百八十人余りの患者さんの看取りが行われています。

この病棟の看護師として、患者さん本人の疼痛コントロールはもちろんのこと、患者さんの置かれている様々な環境や家族背景を知り、失礼のないように、行き過ぎないように、そして悔いのないように行動することを常に心がけています。

「できるだけご家族の気持ちを受け止めたい」とスタッフも必死になって様々な場面に取り組んできました。

こんなことがありました。病棟内のウエディングです。

緩和ケア医長（現在院長）が神父になり、新郎新婦と患者さん（花嫁さんのお母さま）とスタッフだけの人前結婚式でした。娘さんは宮崎での結婚が決まっていました。娘さんの「病状の悪いお母様も一緒に宮崎で」という思いから、患者さんは県外から宮崎に来られ、当院へ転院されました。しかし、入院してからすぐに病状は悪化しました。「結婚式を見せたい」との強い思いから、スタッフ間による一日で立てた挙式プランでした。挙式からわずか一週間もしないうちに、患者さんは帰らぬ人となりましたが、娘さんを嫁がせた母親として、きっと安心して逝かれたのではないでしょうか。

こんなこともありました。

A氏は、現役時代に出張で来た宮崎が気に入り、定年後に移住してこられました。現在の奥さまと再婚され、奥さまの息子さん家族からは〝じいちゃん〟と慕われていました。また、前の奥さまとの間に二人の子供さん（長女さん・長男さん）がいて、離婚後は前の奥さまが引き取られましたが、A氏は大学卒業までの学費を出し、それぞれに車を買ってあげて、すべきことはしたと自慢されていました。しかし、約三十年近く会っておられませんでした。また、前の奥さまは当院入院の数年前に亡くなっていました。

予後が週単位と告知された奥さまは、A氏が実の子供に会いたいのではないかと考えられ、Ａ氏に何度か話をされましたが、「会わない。会ってどうするんだ。大学まできちんと援助した。自分のなすことは果たした」と拒否されました。手術の時も、子供さんは面会を考えたそうですが、Ａ氏は会いたがらず、娘さんはＡ氏が嫌ならガラス越しにでも見たいと望まれましたが、それも果たせませんでした。

奥さまから「再婚だから、私への気遣いでそのように言っているのではないか」「このままでよいのか心残りで、会わせないのも後悔する。どうしたらいいか自分でも分からない」と相談を受けました。私たちスタッフは、とにかく奥さまの抱えている不安を傾聴しました。

Ａ氏と子供さんとの面会を果たせられなかったら、奥さまは更に落ち込まれるのではないかとスタッフで考えました。Ａ氏の妹さんへ予後について話し、子供さんたちにも知らせてもらうように提案しました。すると妹さんからの返事は、子供さんたちが会いたがっているとのことでした。しかし、子どもたちが来院したとき、奥さまが仕組んだことだと責められるのではないか心配されましたが、今の奥さまの子供さんたちへも相談し、やはり会わせようということになりました。そこで、ご本人の承諾なしに面会を計画しました。

面会は当院ホールで行われました。三十年余り経過した子供たちを見て、Ａ氏はすごく喜ばれました。数日後、その場に立ち会えなかった私（担当看護師）に、「立派になっていた」と嬉しそうに記念写真を見せてくださいました。「よい思い出ができた」とも言われました。また妹さんは「こんな立派な病院に入れてもらって、兄さんは幸せ者だわ」と言われ、奥さまに感謝されたとのことでした。その後、十日余りで状態はさらに悪化し、今のご家族に見守られる中、永眠されました。

退院後のあいさつに奥さまが来院され、「あの時、会わせて良かったです。そうでなければ、私は悔いが残ってしょうがなかったと思います。ありがとう」と、涙されました。看護師が第三者として入り、家族の心の距離を繋ぐことは緩和ケアにおいて重要なことだと感じました。

また、こんなこともありました。

B氏は予後を受け止め、ある日の検温の時に話されました。「僕が最期の時の曲を決めたよ。本田美奈子ちゃんのアメイジング・グレイス。あれはいいよね。看護師さん、覚えててよね」と笑いながら話されていました。その時は耳を疑いましたが、自分の看取り時にこうしてもらいたいという気持ちを担当看護師に言われ続けました。ご家族に話すとＣＤを持参され、意識のあるうちから曲を聴いてもらいました。その後の経過は長く、アメイジング・グレイスの曲は途切れるほどすれていました。

Ｂ氏の最後の日は偶然にも私が担当でした。当院では、緩和ケア病棟のみ葬儀社のストレッチャーが病棟まで迎えに来るお許しを頂いています。霊安室の冷たい雰囲気より自宅のように過ごした居室から葬儀社へ向かう意味合いでそうさせてもらっています。病室からエレベーターまでのわずかな距離でしたが、看護師の携帯から「アメイジング・グレイス」を全音量で流し、見送りました。

「Ｂさん、聞こえてましたか?」この瞬間は二度とない。患者さんとの思いを大事にしたい瞬間でした。

Ｃ氏はまだ三十代と若く、三人の小さい子供がいました。子煩悩で優しいお父さんでした。状態が悪いながらも小康状態。ご家族は揃われ、交代で休まれていました。死期を悟ってか、意識の薄れる中、家族控室で寝ている子供と妻に会いたいと訴えられました。しっかり目を見開いて閉じようとはされません。血圧は測定できず、酸素飽和度も低下していきました。奥さまは、「お父さんに聞こえるように大きな声で返事してね」と、三人の小さい子供さんの一人ひとりの名前を呼びました。「○○ちゃん」「はーい」、「○○ちゃん」「はーい」、「○○ちゃん」「はーい」。ベッドに休むお父さんの足元に三人は座り、手をあげ返事しました。健気な姿にご家族と共にもらい泣きしました。C氏は最後の最後まで一生懸命に呼吸をして、全てを見尽くすかのように目を見開いた状態でした。間もなく目を閉じその瞬間、息を引き取られました。

D氏は全身黄疸があり、意識も薄れ、せん妄状態でした。どうしても家に帰りたいと訴えられましたが、今、家に帰ればその間に命が絶たれる可能性もある状態でした。ご家族は悩みに悩まれましたが、奥さまはD氏の最後の思いを叶えたいと、義理のご両親を説得され、早急にご自宅の環境を整え、D氏の帰宅に踏み切られました。ご自宅では友人もたくさん集まられ、賑やかに一緒に過ごされたと聞いています。その後、呼吸困難となり、救急車で帰院されましたが、数時間後に永眠されました。

「余命の時間を短くしてしまったかもしれません。しかし、夫は本当に喜んでいました」「大変ではあったけど、家族を説得し、それを実行しました。本人の思いが叶えられたことが一番でした」と話される奥さまの言葉に感動しました。

緩和ケアにおいて、心電図などのモニターは装着しません。また患者さん本人やご家族の希望によって点滴もしないことがあります。自然な形での看取りケアを行います。そのためには、患者さん本人とご家族の意思を尊重して何度も何度も説明を重ね、その人にとって一番の最期の送り方を考えます。

患者さん一人一人に関わっている医師・看護師・看護補助者全てが一致したケアを提供するからこそできることだと思います。常に寄り添うことを目指して、これからも「ここに来て良かった」と思われる看護を行っていきたいと思います。

「自分の家族が病んだ時にはこの病棟で看てもらいたい」今、私はそう思っています。

自宅での看取り

小佐井　美　香

Dさんは八十歳代の男性の患者さんです。ある癌と診断され、抗癌剤の内服治療を受けておられました。内服により口内炎、口唇腫脹、それに伴い食事をとるのが難しくなり、入院されました。

入院時より絶食となり、点滴が開始されました。口内炎に対して歯科にコンサルトして、定期的に口腔ケアと処置を行うことにより口内炎と口唇腫脹も改善し、食事が食べられるようになりましたが、食事とトイレのみの離床でほとんどベッド上で過ごされていました。病室は個室であったため、ご家族と相談し、朝食時のみ車椅子離床も兼ねて食堂で食事を摂っていただくようにしました。看護補助者や他のスタッフの協力も得ることができ食堂まで誘導することはできましたが、ご本人の体調や気分の変化により、食べる量が増えることはありませんでした。

状態が落ち着いてきたため、できるだけご自宅で過ごしていただこうと、コメディカルスタッフ（編集部註：病院で働く薬剤師、理学療法士、作業療法士、看護助手、社会福祉士、栄養士などの様々な職種のスタッフ）と協力し退院までの計画を立て、自宅環境を整えた上、退院の日程を決めました。

バイタルサイン上は問題はありませんでしたが、退院予定前日に、採血・レントゲンの結果により肺炎と診断され、退院延期となりました。点滴が開始され、一時酸素投与も受けておられましたが、少しずつ状態は改善しました。

毎日面会に来られている奥さまと、業務時間内ではゆっくり話をすることができなかったため、業務終了後に「今は時間外なのでゆっくり仕事抜きで話をさせてください」と病室へ行き、奥さまとベッドに臥床しているDさんと同じ目線で話をし、Dさんの以前のエピソードなどをお聞きしました。

「スーパーとかで売ってる物は一切食べずに、私の作ったご飯しか食べなかったんですよ。だから私も大変でした。でも作り甲斐はありましたけどね」と笑顔交じりで話され、「今はこんな状態ですけどやっぱり連れて帰れるものなら連れて帰りたい。この人は毎日、朝起きて仏壇に手を合わせるのが日課だったんです。ここに寝ててもやっぱり家の仏壇のことが気になるみたいで、たまに私に言ったり、どこかを指さしたりするんですよ」。

Dさんは元医師であり、長男さんがDさんの医院を継いでおり、医療器具はある程度整っていました。私はDさんの全身状態も安定してきたため、奥さまと次女さんへ「入院して三カ月になり、ほとんどベッドの上で生活し天井ばかりを見ている状態で何も変わらないし、私でも同じように天井ばかり向いて何も変わらない生活を送ることは苦痛だと思います。Dさんへ声を掛けると〝よし、帰ろう〟と話をするたびおっしゃるんです。その言葉を聞くと、どうにかして家に帰れないものかと考えます。帰るなら今だと思います。無理かもしれませんがどう思いますか」と話をしてみました。私の話に耳を傾けてくださり、奥さまと次女さんは同意されました。

同日、夜に長男さんも面会に来られたため再度外泊の話を行うと「話は電話でお聞きしました。来週早々に外泊しようかと思います。火曜日は天気がいいみたいなので、その日に連れて帰ろうと思ってます」と返事がありました。

ご家族と話をした翌日、「昨日ご家族と話をしてみたんですけど、前と比べて状態も良くなってるので一泊だけ外泊はだめですか?」と主治医へ相談してみたところ、「うん、今だったらいいかもね」と許可があり、外泊に向けてご家族と相談しながら必要物品の準備を整えました。しかし外泊予定前日に呼吸状態が悪化し、酸素投与が開始となりました。
検査の結果、誤嚥性肺炎と診断され、同日昼に長男さん、次女さんへ主治医よりインフォームドコンセントがあり外泊延期となりました。状態の話を聞いた奥さまがいつもより早く病院に駆けつけ、ベッドサイドで泣き崩れて、「一度は家に連れて帰らないと後悔の気持ちばかりが残る」と言っていると次女さんより話を受けました。私も奥さまと日々話をする中で、奥さまが「一度は家に連れて帰りたい」という話をされていたことを思い出しました。

長男さんもお母様の姿を見て、「ある程度覚悟は決めてます。母も後悔はしたくないでしょうし、もしもの時は私が死亡確認をします」と言われました。私は「気持ちは分かりました。主治医へ話をしてみます。結果次第で私も出来る限りのことをします」と返事をし、全身状態は悪い状況ではありましたが、主治医へご家族の気持ちを話し、外泊の許可をもらいました。

その後、医療ソーシャルワーカーと連携を取り、外泊の準備を整え、外泊当日は私が不在のため他のスタッフへも分かるように看護記録に外泊までの段取りと必要物品について記載しました。予定通り外泊することができました。

外泊時、私は不在でしたが、Dさんは家に帰ることが分かって笑顔で帰っていったよ、とスタッフから聞きました。

外泊翌日朝、奥さまより病棟へ電話があり「夜中から熱が上がり始めて三七・八度あるんです。酸素も七〇パーセント台まで下がって肩呼吸になっています。家族みんなで話し合った結果、外泊を一日伸ばしてそのまま退院しようと思います。みんなでこのまま頑張ろうということになりました。ある意味いいタイミングで家に帰れたと思います」とのことでした。私は「私だけでは判断しかねるので、主治医より指示があれば、準備できるものを準備して動きます」と電話を切りました。

その後、再度病棟へ電話があり、外泊されたまま自宅退院となりました。退院が決定した時、医療ソーシャルワーカーに連絡を行い、一時退院が決定していた時に情報交換を行っていた訪問看護にも連絡を行い、一日ではありましたが退院後も他職種と連携を図ることができました。

翌朝三時頃、自宅でご家族に見守られながら逝去されたと連絡を受けました。

Dさんが亡くなり、しばらくして主治医と会うと「Dさんのご家族がありがとうって言われてたよ。本当にありがとうね」と笑顔で言われました。

Dさんは、家族構成や家族背景が医療関係だったこともあり、自宅へ退院することができました。亡くなったことは残念なことですが、今回のことを通して、病院ではなく自宅で家族に見守られながら亡くなったことはDさんにとって良かったと思っています。半分強行突破的な外泊でしたが、コメディカルスタッフと協同し関わり、患者さんご本人やご家族の思いを聞き、主治医へ相談することで実現できることもあることを経験しました。

今後もいろいろな患者さんと関わっていく中で、今回経験したことをこれからの看護に活かしていこうと思いました。

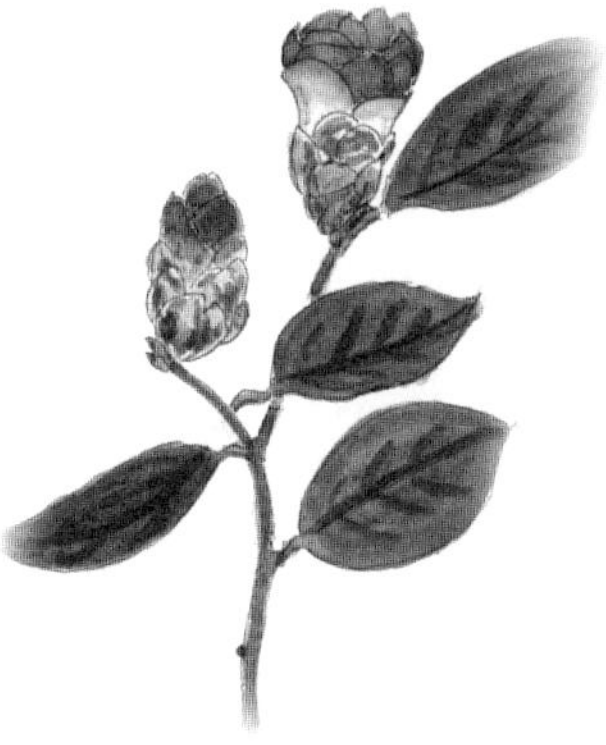

外山尚徳「椿」

患者を看取る尊さ

匿名希望

私は十二年間、脳神経外科の急性期病棟で働いていました。日々慌ただしい環境から緩和ケア病棟というゆっくりじっくり患者と関わる病棟へ異動し、緩和ケアでの看護とは何か、患者を看取るとはどういうことか、など日々考えながら患者さんと関わっていました。

私が緩和ケア病棟に異動して間もない頃、ある一人の男性患者さんと出会いました。患者さんは五十歳代で肺がんを患っていました。この患者さんは、私のことを「〇〇っぺ」と名前で面白く呼び、親しみのある明るい人でした。この患者さんとは、家族のことや仕事のことなどたくさんのことを話しました。

入院した当初は、気分転換に外出し、病室では好きなＤＶＤを鑑賞していました。しかし、疼痛が増強し、身の回りのことがだんだんできなくなり、介助が必要になり始めました。初夏になり、蒸し暑さが増してきたため、扇風機の位置を調整したり、団扇《うちわ》で扇いだりしながら、患者さんが心地よく過ごせるように関わりました。

私がこの患者さんと最後に関わったのは、夜勤の時でした。巡視で訪室したところ、患者さんは携帯電話を握りベッドで休んでいました。私は、患者さんが持っている携帯電話をベッドサイドに置こうとし、携帯電話を見たところ、画面に娘さんの電話番号が表示されていました。患者さんには県外で生活している娘さんがいました。患者さんに、娘さんへ電話をかけようとしていたのか尋ねると、「いや、いいわ」と返答されたため、そのまま携帯電話をベッドサイドに置きました。

その夜は、状態が変わることなく過ごされました。しかし、翌朝から呼吸困難感が増強し、会話ができるような状態ではなくなりました。そして翌日、患者さんは永眠されました。

私は、次の出勤日、この患者さんが入院していた部屋に誰もいなくなった状態を見て、自分の看護の不甲斐なさが込み上げ、涙が出てきました。「患者さんは最期に娘さんと電話で話がしたかったのではないか」、そう思うと胸が苦しくなりました。

「患者さんは最期に娘さんと話せたら何を話したのだろう、娘さんも話したいことがあったのではないか」と、携帯電話に娘さんの番号が表示されていたことの意味を深く考えられなかったことを後悔しました。患者さんは何を望んでいるのか、患者さんの言動に患者さんの思いが隠れている、それを患者さんから教えていただいたように思います。

緩和ケア病棟に異動する前にも患者さんを看取ったことはありましたが、緩和ケア病棟で患者さんと関わって、その最期に立ち会う、看取るということの尊さを実感しています。この患者さんと出会って、看護師として人として成長させてもらいました。この出会いによって、緩和ケア病棟で働く看護師としての私が作られたと思っています。患者さんからの学びを、これからの看護に活かしていきたいです。

患者さんに寄り添うということ

松尾利沙

私の印象に残っている場面は、私がまだ先輩についてもらい、ダブル（二人ペア）で夜勤をしていたころの出来事です。自分がメインで動くのではなく、先輩の仕事を見ながら学ぶ段階の夜勤でした。

患者Aさんは、ある癌が再発し、放射線治療を受けておられました。病気のため、しもの方に便がつくことが多く、皮膚がただれ、痛みも強く、お湯と「抑え拭き」でその痛みを緩和していました。ご本人から一日に何回も、しもの方を洗ってほしいとの依頼があり、その都度、洗っていました。癌による痛みに対しては、緩和のため医療用麻薬の投与が行われていました。

その日の夜勤でも痛みが強く、痛い部位をさすったり、しもを洗ったりしてAさんの痛みが少しでも緩和されるようにケアを行っていました。

夜勤では休憩があるため、自分の受け持ち患者の注意点や実施してほしいことを他のスタッフに申し送り、Aさんからもナースコールがあるかもしれないことを伝え、休憩に入りました。

夜勤での二時間の休憩を終えて、自分が担当している患者さんのラウンド（註：病棟・病室の見回り）をし、Aさんのもとへ向かうと、体の中の酸素の量も少し下がっており、呼吸の苦しさを訴えました。涙目になりながら、「苦しい」と話すAさんにどうしたのか尋ねると、「私は痛いからナースコールを押したのに。お湯をかけて拭いてはくれたけど、それが終わったら、すぐに離れていった。ずっとそばにはいてくれなかった。私はそばにいてほしかったのに」と、看護師が離れ、一人になったさみしさから、息苦しさが出てきたと話されました。興奮状態ということもあり、酸素の量もなかなか上昇しなかったため、私がAさんに付き添い、ダブルでついていた先輩が他の患者さんの対応をすることになりました。

先輩から離れ、Aさんに付き添い、背中をさするなどして話を傾聴していました。しばらくするとAさんの呼吸困難感も落ち着きました。話の中で、「私は痛いと。看護師が忙しいのはわかっているけど、痛くてたまらんと。どうにかしてほしくて呼ぶと」と話されていたのをよく覚えています。Aさんは普段から痛みが増強した時には、力いっぱいの声で、「痛い、どうにかしてほしい」「痛いのよ」と訴えておられました。そんな耐えられない痛みがあるときに、看護師がすぐにその場を離れたら、患者さんは不安や憤りを感じることになりますし、それに伴い、痛みも増強してしまうのではないかと感じました。看護師にその気がなくても、患者さんが不快だと思えば、その対応は間違ったものであるのだと思います。いつだって、受ける側の主観が中心である必要があると私は考えます。

また、患者さんがナースコールを押すのには理由があり、どうしようもない痛みや不安を聞いてほしいのだと思います。聞いてほしい、寄り添ってほしいと感じている患者さんの側を離れることは、看護師に対する信頼がなくなる上、この患者さんのように症状となって現れることがあります。看護師の対応一つで、患者の病状まで左右してしまうということはとても怖いことであるということを心に刻んでおく必要があると感じました。

しかし、この患者さんの場合は、私がダブルで夜勤をしており、いつもより人数が多かったので、常時付き添うことができました。多忙な業務の中で、長時間、患者に寄り添うというのは簡単なことではありません。患者さんは一人ではないし、誰かの対応をしているときに、他の患者さんのナースコールが鳴れば、そちらに伺うこともあります。自分の中で優先順位を考えて、看護業務、ケアを実施しているため、十分に寄り添うことができていない患者さんがいるのも事実です。特に夜勤帯では同時に何人かの患者さんのケアをしなければいけない状態が出てきます。この患者さんの場合もそうだったと思います。

多忙が患者さんに見えると、患者さんは自ら看護師に頼ることを遠慮しがちになります。病棟でよく聞く、「忙しそうだから看護師さんにお願いするのは申し訳ないのよ」という言葉は、自分の看護を見直さなければいけないと気付かされる瞬間です。本当は伝えたいのに、その言葉を飲み込む患者さんが、どれほどいるのだろうと思います。そんな患者さんの訴えに気付き、患者さんから真意を引き出す必要があると考えます。

患者さんに寄り添うということは、単に話を聞くということだけではないと私は考えます。毎日の患者さんへのあいさつやちょっとした変化に気付き、それを患者さんに伝えること、患者さんがこの看護師は自分のことを見てくれていると感じることができるのも、寄り添うことの一部だと思います。

この患者さんの出来事を今回このようにして文章に起こし振り返り、自分の看護と照らし合わせてみると、自分は患者さんに寄り添うことができていないのではないかと反省すべき点が多く見つかりました。一年目の私は、患者さんの話をしっかりと聞き、患者さんがこの人なら話せると感じることができるような看護師になろうと思っていました。また、痛みがひどいときはそばに寄り添うことをしようと心に決めていました。

しかし、就職してから今までの自分の看護を振り返ると、患者さんに対し、自分も同じことをしていたと思います。患者さんの話は聞いているが、きちんと目を見て患者さんの訴えを聞くことができていなかったように思います。時間内に業務を終わらせることは、時間管理の面ではとても重要なことであるとは思いますが、今後は、患者さんの主観を中心に、改めて自分の看護を見直す必要があると感じました。

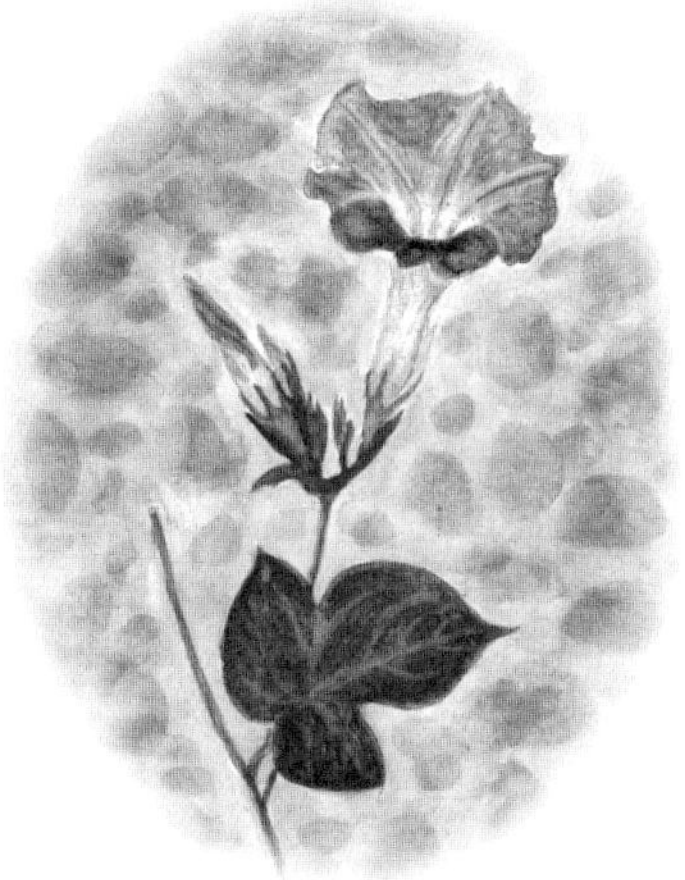

外山尚徳「あさがお」

夢の国

すきすきりん

六十代の女性の患者さんでした。子どもさんたちは独立し、ご主人と二人暮らしをされていました。自宅で公的な支援を受けながら過ごされていましたが、脳転移、右不全麻痺が出現し、緩和ケア病棟に入院されました。

入院後しばらくして、状態が少しずつ悪化していることが目に見えて分かるようになってきました。医師からご家族に病状の説明、看護師から看取りの説明が行われた後、長女さんと長男さんは介護休暇をとり、ご家族が交代で泊まり込みの付き添いをされるようになりました。家族関係は良好で、協力も得られる状況でした。

ご主人は気丈に振る舞われていましたが、一人で付き添われている時は、ただただ黙って奥さまである患者さんの手を握る姿をよく見かけるようになりました。長女さんが看護師であり、長女さんと長男さんの子どもさんも看護学生であったため、私たち看護師が行うケアを、傍でじっと見て、患者さんの様子を見守る姿が目立つようになりました。看護学生のお孫さんには、「今、おばあちゃんはこういう状態で……。だから手足が少し冷たいでしょう」と患者さんに触れ合いながら、状況を伝えるようにしました。

お孫さんたちは、平日は学校があるため、週末のみ泊まり込みで付き添っていました。常にご家族でベッドの周りを囲み、季節の飾りつけをし、体のどこかを触れながら患者さんに声を掛ける懸命な姿がみられるようになりました。

ある日、本人の枕元近くの柵にディズニーのキーホルダー型の人形が飾られていました。せっかくだからと、最初は麻痺で硬くなった右手に握らせていましたが、その行為にご主人が「昔、ディズニーランドに家内と行った時に、孫に土産で一個ずついろんなのを買ってあげたやつなんです。孫の一人が持ってきたんでしょう」と人形とのエピソードを話してくださいました。

手に握ると思い出の人形が本人から見えないと思い、本人のタオルをベッドのように畳み、本人が体位変換で向いた方に人形が添い寝をしているように置くようにしました。患者さんも人形の方をじっと見る様子が窺《うかが》えました。誰に言った訳でもないのに、体位変換のたびに、顔の向いている方向にタオルベッドで寝ている人形が置きなおされていました。

他の看護師もその行為を当たり前のように行ってくれていることに私自身の心も温まりました。

週末、ひとりのお孫さんが来院した際、「すごく可愛い」と写真を撮り、他のお孫さんに連絡をしたのか、翌日にはお孫さん全員分の人形が患者さんの枕元に揃い、添い寝をしていました。「孫がすごく喜んでね。人形たちの布団も可愛いのが良いってタオルも買ってきてね。たくさん写真を撮ってたよ。久しぶりにおばあちゃんとも写真を撮ったと言って喜んでた」と、ご主人自身も笑顔で嬉しそうに話されました。「家内が倒れた時、一番手のかかった孫が傍にいてね。何か思うことがあったんでしょう。急に看護師になるって言い出してね……」とたくさんの思い出話を、ベッドを囲んで、私たち看護師にも話してくださいました。

最期の時には、「一緒にケアをしたい」とご家族全員から申し出があり、一緒にエンゼルケアを行いました。「すごく怖いおばあちゃんで、孫にも犬にも容赦なくって。スリッパで叩いたりして……」と思い出を話しながら泣き笑いしてケアを行いました。「Mさんに会えて良かった。人形を寝かせてくれたのを見て、ケアって幅広いんだなって学びました」と看護学生のお孫さんから嬉しい言葉をいただき、私自身も自信へと繋がりました。

患者さんが退院された後、周りのスタッフから、受け持ちだった私自身の喪失感がないかと、たくさん声を掛けてもらい、チームワークの大切さとスタッフの優しさにも触れることができました。

看護師となり、これまで多くの患者さんの死に直面してきました。時には人の死に対する感情を見失ったり、気持ちの整理がつかず引きずってしまうこともあります。癌と診断されてから死を迎えるまで関わることのできる緩和ケア病棟の看護師として、患者さんだけでなく、ご家族のケアも行うために、患者さんとご家族の社会的背景も考慮し関わっていくことが大切です。

緩和ケア病棟で勤務するようになり、今回のご家族との関わりで、医療行為だけがケアではなく、患者さんとご家族の想いに添ってできる何かがあることを体感し、緩和ケア病棟だからこそできるケアについて考えることができました。そして、少しでも患者さんとご家族の想いに寄り添える看護師でありたいと改めて思いました。

信頼され安心されること

松　本　かほり

私の看護の目標は、「患者・家族から信頼され安心されること」としています。この目標に至るきっかけになった患者さんについて、書きたいと思います。

その患者さんは、他の病院である腫瘍の手術の後、化学療法とリハビリの目的で入院されました。入院中は腫瘍を縮小させるために化学療法を繰り返し実施していました。患者さんは右片麻痺・運動性失語があり、日常生活レベルは全介助の状態でした。そのためにコミュニケーションとしてアイコンタクト・簡単な質問でのやり取りを行っていました。自宅への退院を目標としていることを患者さんに話すと、笑顔が見られていました。

キーパーソンとなる次女さんを中心として、できるだけ自宅で過ごしてもらおうと目標を確認していました。次女さんは、週三回、月・水・金曜日の面会が決まっていて、火・

木曜日は単身赴任中のご主人の元へ行き、土日は患者さんの地元である農作業の手伝いと多忙でした。

そこではじめに、次女さんが面会に来られた際にご自宅への退院についての思いを確認しました。すると「家で看たい」、即答でした。そのために口腔ケア・吸引・オムツ交換・更衣・髭そり・食事介助・食事形態等、在宅で必要な手技を口頭で立ち話をするような形でベッドサイドにて説明しました。

するとおばあさまの面倒を見ていた経験もあり、「大丈夫です。きっと出来ます」と自信満々の返答とともに「お金がいくらかかっても構いません。最大限のサービスを利用します。父は恥ずかしがり屋だから私に触ってもらいたくないはず」と返答がありました。私は自宅で患者さんが一人になった時に、辛い・悲しい思いをしてしまうのではないかと思い、「最大限サービスを利用しても、誰もいない時に人の手が必要なことが起きたら、サービスの人が来るまでお父さんを放置しておくことはできませんよね」と話すと、「なんとかなります」と言われました。この返答に、私は自宅に帰った途端に「肺炎になったらどうしよう」「褥瘡《じょくそう》ができたらどうしよう」「体が不潔なままずっといるのか」と、もやもやした気持ちでいました。しかし、その日は自分の思いを伝えずに終わりました。

私はサービスを利用するにしても家族が最低限の技術を習得しなくてはいけないと思い、まず習得しやすい髭そり、顔拭き、口腔ケアから指導を開始しました。患者さんも快く感じてくれていたのか、次女さんのケアの時に声を出して笑う場面もありました。次女さんの受け入れも良く、すぐに手慣れてきました。

しかし、経鼻経管栄養での流動食から経口摂取に変わり、元々、嚥下がゆっくりであった患者さんは口腔内に食物残渣《さ》があり、咽頭部に痰が貯留することもありました。吸引を指導したいと思い、次女さんへ依頼しました。説明すると「必要ですか？　出来ません」でした。肺炎のリスクを考えると必要である旨を伝え了承してもらい、吸引を覚えてもらうことになりました。しかし二度、病棟の吸引器で実施したのみで、在宅では吸引のタイプが異なるためにポータブル吸引器での指導をしましたが、「同じでしょ」と返答がありました。面倒というよりもおばあさまの介護での自信もあり、また、退院してから「誰かがする」の思いが強いように見えました。

化学療法が落ち着き、病状も安定しているところで、オムツ交換・更衣の指導を看護計画に組み込み、次女さんへ依頼したところ、実施を希望されませんでした。実施する前の見学には参加してくれましたが、実施には至りませんでした。その時に私は、病状は落ち着いていますが徐々に進行している腫瘍についてわかっていましたし、次女さんも病状説明を受けていたのを知っていたために、「今は落ち着いていますが、病状はゆっくりと進行していきますし、いずれは出来ないと困ると思います」と話すと激怒されました。「ひどい。どうしてあなたはそんなことが言えるのか。父は頑張っています。もう話なんて聞きたくない」。激怒され涙ぐまれ、不満を訴えられました。すぐに私は「気に障《さわ》るような言い方をしてしまってすみません」と話しましたが、「もういいです。あなたが父の担当であることを悔みます」と言い、その日は帰られました。

私はすぐに後悔の念にかられました。現実を受け止めてもらい、元気なうちに自宅に早く帰したいという思いと、退院指導を進めないといけないという自分本位の考えが強かったのではないかと反省しました。

以降、患者さんの面会に来られた時に私から挨拶しても、そっけない対応でした。以前は次女さんと何気ない会話をし、次女さんの近況や患者さんへの思いを話していましたが、それすらも出来なくなってしまい悲しい気持ちが強くなり、指導どころではなくなってしまいました。本来、指導の他に退院へ向けての家屋状況やどんなサービスを入れていくのかも話さなくてはならないのに、何一つ進まなくなりました。

そこで私はまず、周りのチームスタッフの協力を得ました。情報収集は進んでいきましたが、次女さんは私に会うことで気分を害するのではないかと思いました。また、私も何から話しだしていいのかわからなくて、患者さんのベッドサイドに行くことを避けるようになっていました。悩んだ私は上司に相談し、病棟全体のカンファレンスでも話し合いの場を設けました。カンファレンスの結論は、「患者さんのためにもならないし、立ち向かうしかない」でした。まさにその通りであり、わかってはいましたが実行に移せずにいました。

でも退院が先延ばしになるのだけは避けたかったので、まずは次女さんがいても患者さんのベッドサイドに行くことを目標としました。次女さんは私に話しかけることはなく、私がいないも同然の対応が十日間ほど続きましたが、ある日、患者さんを車椅子からベッドへ移乗しおむつ交換をしている場面で、「一緒にやってみてもいいですか」と言われました。その一言で私は自分の心の未熟さから、次女さんへ気を遣わせてしまったと思いました。また「自分から指導したい」と言っていたのに指導を避けていたことに気が付きました。そして次女さんもいままで私に何て話しかけていいのかきっとわからず、辛い気持ちにさせていたのではないかと再度反省しました。

患者さんの両側から移乗・おむつ交換を一緒に実施すると、「次の交換はいつですか？着替えも出来ないとね」との言葉が聞かれ、在宅での日常生活介助に対し前向きに捉えてくださるようになったのと、現状を理解してくれたのかな、と思いました。

そのため、面会に来られる日と自分の勤務をあらかじめ照らし合わせ、自分がいない日はチームナースに依頼をし、退院に向け指導を再開しました。パンフレットを作成することを考え、次女さんに話すと、「パンフレットはプレッシャーを感じるから、その通りじゃなきゃダメな気がして」と言われましたが、私は「あった方が良いですよ」と返答しました。次女さんは顔を曇らせている様子があり、指導に行き詰まってしまいチーム内で話し合いをしました。

チームでの話し合いの結果は、「パンフレットがなくても良いじゃないか。パンフレットが指導の全てではない」というものでした。私には、患者指導にはパンフレットが必要という固定観念がどこかにありました。でも、パンフレットがなくても、記憶に残るような指導をきちんと行えば良いことに気付きました。日々の指導をして行く中で次女さんは、「あの時は強くあたってしまったけど、あなたが言ったようにようやく現実を受け止められるようになりました。ひどいこと言ってごめんなさい」とおっしゃいました。私自身、自分の発言に深く反省し悩んだ日もありましたが、結果良い方向に向いてくれたことに喜びを感じました。

その後も指導はスムーズに行き、退院に向けて家族・理学療法士・作業療法士・医療相談員と調整を図り、退院前に退院後に関わるスタッフとカンファレンスを開くことが出来ました。退院日に患者さんは満面の笑みを見せてくれて、次女さんと次女さんのご主人より感謝されました。

私は今回、この患者さん・ご家族から学びを得たことが多く、感謝の気持ちでいっぱいになりました。看護師は大変なことがほとんどを占め、「辛い」と思うことが多いですが、この一瞬の喜びがあるからこそやっていけると確信しました。

看護の目標は一生変わらないものではなく、経験を通して変化していくものだと思います。私は今回の経験を通して看護観を見直すきっかけとなり、入院生活は勿論、退院後の生活を考えられる看護師でいなくてはならないと新たに看護の目標を見出せたように思います。

忘れられない出会い

匿名希望

緩和ケア病棟開設後、忘れられない出会いがたくさんありました。

八十代の男性の患者さんは、自分が亡くなった後、遺された奥さまが困らないように、家の片づけなどをして入院されました。県外にいた娘さん達やお孫さんが帰って来られ、交代で病室に泊まられました。病室はいつも笑い声が絶えませんでした。

患者さんは、八十八か所参りをされていたことがあり、「また四国に行きたいな。でも飛行機はお金がかかるから、今後はトンボに乗って行こうかな」と話されていました。他にもユーモアを交えて、いろんな話をしてくださいました。目を細めて笑う患者さんの顔が今でも思い出されます。

治療ができないこと、残された時間が少ないことを受け入れることはなかなか難しいことだと思いますが、患者さんはそれを受け入れ、遺される家族のことも思いながら、笑顔で過ごされました。家族もユーモアが好きな患者さんに楽しい時を過ごして欲しいと、皆で一緒の時間を過ごされました。

患者さんが旅立った後、家族が病棟に挨拶に来てくださいました。「この病棟で過ごせて良かった」と言ってくださいましたが、患者さんと家族がお互いを思いやり、最期の時を大切に過ごされたからだと思います。

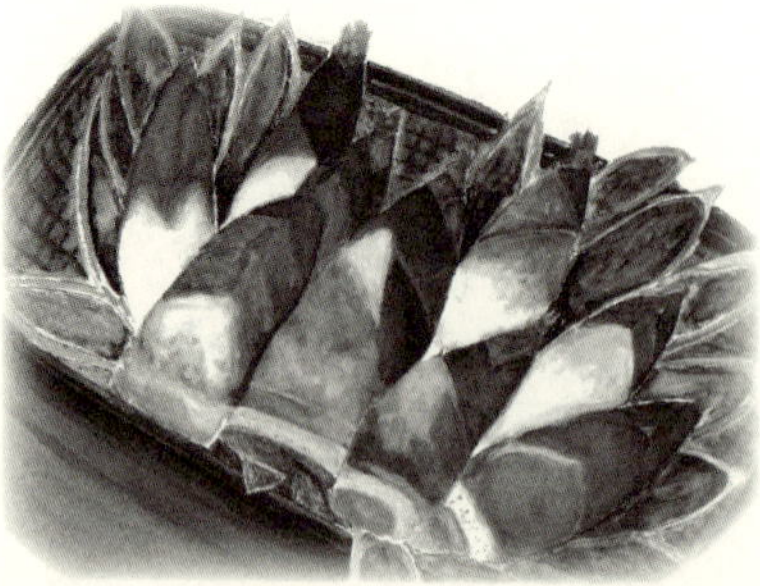
外山尚徳「竹の子」

〝手当て〟をする、ということ

池田沙穂

Aさんは六十歳代、女性の方でした。ある癌の多発脳転移・肝転移・大腿骨骨転移があり、放射線治療目的のため入院していました。

その日、私は夜勤でAさんの担当をしていました。消灯後、Aさんからナースコールがあり、左大腿部をさすりながら、痛みがあるため鎮痛剤を希望されました。Aさんは骨転移による大腿部の痛みがあり、癌による痛みが強くなったときには、追加で即効性の痛み止めの坐薬を使用していました。そのため私はすぐに坐薬を他の看護師と確認し、Aさんに使用しました。その後、私はAさんに「痛み止め効いてくると思います。大丈夫ですよ」と伝え、すぐに病室を去りました。

しかし五分後、再度Aさんからナースコールがあり訪室すると、「足が痛いんです。どうにかしてもらえませんか？」と訴えがありました。Aさんは脳転移もあり、以前より短期記憶障害や幻視、意味不明言動などもみられていました。数時間前に話した内容を忘れていたり、看護師を家族と勘違いすることもあったため、私は咄嗟に、〝さっき痛み止めを使ったのに、忘れているのかな？　それとも効果がでるのが待ちきれないほど痛いのかな？〟と考え、「さっき痛み止めを使ったから、まだ効果が現れてないのかもしれませんね」と返答しました。

その時、私の思い違いであったかもしれませんが、Aさんが少し寂しそうな顔をして「そうですか」と返答され、私の中で何かハッと考えさせられるものがありました。そう言ったときのAさんの表情を見て、身体の痛みだけではない痛みがAさんにはあり、その痛みを訴えているのかもしれない、もしくは痛みがあって不安なのではと考えました。トータルペインの考え方は学んでいたため、身体的な痛みの他に、不安や孤独感から来る精神的な痛みや、死への恐怖から来るスピリチュアルペインなどが頭に浮かび、今のAさんの「痛み」が楽になるには、どのような関わりをすればいいのだろうと考えさせられました。

私はAさんとゆっくりと話をしようと思い、他の看護師に自分のチームのフォローをお願いし、Aさんの足元に座り、話をさせてもらいました。「どこが痛みますか？　足ですか？」と問いかけながら大腿部をさすると、「そう。痛み止めはまだ使えないのかしら」と返答され、確かに数分前に鎮痛剤を使用したことを忘れているようでした。私は、痛み止めは十分ほど前に使用したため、「もうすぐ痛みが取れてきますよ」と声をかけながら、足をさすっていました。

足をさすっている間、私は自分の幼少期のことを思い出していました。気管支喘息の発作がでてきついとき、気管支拡張薬を吸入し効果が現れるまでの間、母は私の背中をさすってくれていました。薬のおかげで呼吸が楽になったのと同時に、効果が現れるまでの間、家族が傍にいてくれることの安心感や心強さを感じることができ、嬉しかったことが思いだされました。Aさんの疼痛が出現するのは夜間帯が多く、精神的な不安や痛みは身体面にも影響がでることを体感させられました。

Aさんはずっと目をつむっており、十分ほどの沈黙の後、「あぁ、痛みが良くなってきた。あなたの手は神の手ね」と笑顔を見せてくれました。時間的に、医療用麻薬の鎮痛効果がでてきたのだろうと考えましたが、そう言ってもらえたことに嬉しくなり、同時に鎮痛剤を使用した後すぐにAさんの傍を離れたことを反省させられました。

Aさんはその後、饒舌に自分のことや家族のことを話してくれました。私は元々、Aさんの娘さんと友人であったこともあり、Aさんは小さい頃の私を知っていました。そのため、私の小さい頃の話や私の家族の現在の状況のことを尋ねたりされました。「あなたがおうちに遊びに来たとき、一緒にケーキを作ったわよね」と笑顔で昔のことを話されるAさんの顔は、昔から知っている友達のお母さんの表情でした。最後に、「ここの病棟にあなたがいてくれて本当に良かった。私はすごく安心できるわ」と言ってくださいました。

私はAさんが入院してきてから、知り合いということもあり、しものお世話や坐薬挿入などのケアに対し、〝知り合いにされると恥ずかしくて嫌かもしれない〟と少し消極的でした。しかし、知り合いである以上に私は看護師であるため、看護師としてAさんに少しでも良い看護を提供することこそが最優先であったんだなぁ、と考えさせられました。

Aさんは自宅に帰りたいというお気持ちがあり、受け持ち看護師とともにご家族の意思確認を行い、受け持ち看護師によるターミナルカンファレンスも開催予定でした。しかし、全身状態が悪化し、病棟で亡くなられました。癌の末期の患者さんの残された時間は短く、それだけ貴重な時間を病院で過ごされているんだということを再度痛感し、私達看護師の一日の関わりが癌患者にとってどれだけ大きな意味のある一日かということを常に想いながら、看護をしなければならないと感じました。

ナイチンゲールはその著書の中で、「看護婦は自分の仕事に三重の関心を持たなければならない。ひとつはその症例に対する理性的な関心、そして病人に対する（もっと強い）心のこもった関心、もう一つは病人の世話と治療についての技術的（実践的）な関心である」と述べています。知識・技術的側面だけでなく、心のこもった人間的な関心を注ぐということは看護の方法論であり、常に念頭に置いておかなければならないことであると反省しました。常に相手の立場に立って考える、ということはとても難しく、だからこそ看護展開の方法として、【三重の関心を注ぐ】ことを意識していこうと考えさせられました。癌患者さんの限られた時間の中で、私の関わりによって一日でも、十分間でも安楽に過ごせる時間をもってもらおう、そう考えながら日々の看護をおこなっていきたいと思います。

ビールでほろ酔い

けささまけ

大切な人を看取った経験から緩和ケアで働きたいと思い、看護師になり、今、緩和ケア病棟で働いています。最初は一般病棟で働いていましたが、一般病棟では処置や投薬、点滴などを時間通りに行わなければいけません。しかし、緩和ケア病棟では患者さんのその時の状況や思いに沿ってケアを行います。今まで個別ケアを心がけてきたつもりでいましたが、緩和ケア病棟で働き、本当の意味での個別ケアを日々学ばせていただいています。

緩和ケア病棟では、誰かに話を聞いてもらいたいと思っている患者さんが少なくはありません。訪室した時に静かに涙を流されている光景を何度も見てきました。私達は、その思いをお聞きするだけですが、それで安心する方も少なくありません。

七十代の男性の患者さんでした。癌が再発し、人工肛門を造設後に痛みのコントロールを目的として入院されました。息子さん三人は立派に成人され、一人は医師になっておられました。お話好きで、奥さまとの馴れ初めなど、いろいろ話してくださいました。

「冷蔵庫にビールが入ってるからビックリしたみたいでね。ちゃんと許可取ってますかって次男の嫁から聞かれたから、ちゃんと許可取ってるよ。ビールは五百ミリリットル、お酒は二合までって教えたら、今度焼酎持って来るって言ってくれてね。いつも家ではお湯割りを飲んでましたね。持って来てくれるのが楽しみです。妻は飲まないから入院前は一人でチビチビ飲んでました」

「夕食や持込み食をおつまみにしては、ほろ酔い気分で〝緩和ケア〟を調べて本を読んだりしたんですよ。延命治療はしないけど、こうやって好きなことをさせてくれる。お酒飲んだり、煙草吸う人は吸って、やりたいことができる。病院ってとこは、これはダメっていうばかりで薬漬けにするイメージがあるけれどここは違う。看護師さん達も事務的な会話だけじゃなくってこうやって何てことない会話もしに来てくれる。どの人も聞き上手、話し上手です。することが無いし、妻は今は次男の嫁のとこにいるから余計ヒマで……ありがたいです。本に書いてある通りの場所です。ここに来て良かった」と笑顔で話してくださいました。

この患者さんは、いよいよの時までは自宅で過ごしたい、と自宅に退院されていきましたが「ここが良い所だと言うことは実証済みなので、その時が来るのが怖くなくなりました。安心して迎えられる。次に入院してきた時はいよいよの時です。その時はまたよろしくお願いします」と笑顔で帰られました。

緩和ケア病棟に入院している患者さんは、疼痛・倦怠感など様々な身体的苦痛だけでなく、精神的、社会的、スピリチュアルな苦痛や苦悩を持ち、日々生活をされています。まだまだ経験も浅く、医療的知識が追い付いていない私は今、出来ることを考え、一日一回はゆっくりと腰を落ち着かせて話を伺うよう心掛けています。無理して話をすることもせず、沈黙の時間やそっと触れることで、一人ではないことを感じてもらえればと思っています。患者さんにとって、何が最善か、何を望まれているのか、一日でも長く穏やかに、その人らしく過ごせるようにお手伝いが出来ればと思います。

悲しみは永遠に……だけど

ちーちゃんママ

私の夫がこの世を去って、七年が過ぎました。三十三歳でした。
その時、子供は三歳。
今でも悲しみは変わらないんです。

二〇〇七年春。
鼻出血と頭痛で発症。
耳鼻科で左鼻腔に腫瘍があると言われ、細胞診で悪性リンパ腫と診断されました。
告知を受けた時、私は号泣しました。
彼は、私より落ち着いて「泣きたいのは僕だよ」と言いました。
それから、闘病生活が始まりました。

放射線治療、抗がん剤治療を受け、口内炎や吐き気、脱毛、白血球低下、食欲低下など様々な副作用を耐えて約半年後に寛解（註：病状が落ち着いた状態）しました。


二〇〇九年夏。

再発しました。

「治癒」は無い、何度か再発することになるかもしれないと覚悟していたけど、やはりショックでした。

二回目の闘いが始まりました。

主治医から「前回の治療よりキツイ闘いになる」と言われていたけど、彼は耐えていました。

口内炎、発熱、吐き気、身の置き所の無いだるさ、さらに下がる白血球。

消化器の粘膜は特に副作用に侵されていたと思います。

クリーンルームの個室に移ってからは、唾液も飲み込めず、吐き気と下痢からトイレと洗面台に伏せたり、ベッドに寝ても苦しそうでした。

日に日に弱っていく彼を見るのはすごく辛かったし、毎日がすごく不安でした。

でもそんなにキツイのに、「今日から泊まるね」と言ったら、彼は、「いいよ。泊まらなくていい」と筆談で言いました。

もうしゃべることすら痛くてきつくてできない状態なのに。

後に、師長さんも「家族に付き添ってもらおうか？」と言ってくれたと聞きました。

でも彼は、「いいんです。僕には甘えてくるのがいるんです」と筆談で答えたそうです。

意識がやや朦朧としたなかで、「僕には妻が甘えてくるから、自分が甘えるわけにはいきません」という意味だったのではないかと、後日、お義母さんと解釈しました。

その次の日。

彼は、急変しました。

私は仕事中に病院から連絡を受け、病室に駆けつけました。

呼吸困難状態で、今から気管挿管を受けるところでした。

彼の意識はさらに朦朧としていました。

私は、ただ耳元で「傍に居るから！　ずっと傍に居るから！」と言うことしかできませんでした。

それが、意識のある彼にかけた最後の言葉です。

今でもこの場面を思い出すと涙が止まりません。

このエッセイを書きながら手が震えるほどです。

次の日の朝、主治医から白血球がゼロであること、肺炎がひどいこと、腎機能もひどいことを説明され、そして、「手の施しようがありません」と言われました。

私は、「納得がいきません!!」と言いました。

だって、あんなに耐えていたのに、文句も愚痴も言わず、八つ当たりもすることもなく、頑張ってきたのにどうして? どうして? と思うばかりです。

そして、どうか奇跡が起きて欲しいと必死で、家族全員で願いました。


その夜、彼はこの世を去りました。


それから、しばらく私の中で時間は止まりました。

葬儀の準備、お参りにきてくださる方への対応など、現実では無いかのように進んでいきました。

亡くなって、葬儀が始まるまで、私たち家族はなぜかあまり泣きませんでした。
葬儀には本当にたくさんの方々が参列してくださいました。

葬儀が終わり、家に戻ると悲しさが一気に押し寄せてきました。
どうして彼が居ないのか、どうして死んでしまったのか、いろいろな感情が渦巻いて深い海に沈んで息ができないような感覚でした。

毎日泣きました。涙って枯れないものだなと思うほど涙がでました。
子供が描く絵はすべて私が泣いている絵でした。
子育てが不安になり、守られていたことを実感して泣きました。
彼の夢を叶えてあげることができなかったことを悔やんで泣きました。
あの夜、付き添わなかったことを悔やんで泣きました。
抗がん剤治療を止めても良かったのではと悔やんで泣きました。
そもそも私と結婚していなければ、もっと長く生きられたのではないかと思いました。
私と結婚して彼は幸せだったのかと思いました。

使っていた歯ブラシを見るたび、お風呂に入る時、車に乗る時、いつも思い出して泣きました。

彼はいつも優しかったから。

車に乗る時はドアを開けてくれる、荷物は全部持ってくれる、ステーキのお肉は食べやすいように切ってくれる、洗濯、食器片付け、アイロンかけ、子供の世話……。

どんなに優しかったか書くとキリが無いぐらい。

いつも悲しみの海に沈んでいました。


葬儀のあとも、毎日のように誰かが心配して訪ねてくれました。

九十歳の祖母が、泣いている私に「いくら考えてん、てにゃわんぞ（どうしようも無い）」と言いました。

そう、いくら考えても、時間は戻りません。取り返しはつかないのです。

夫の友人達もいろいろな方法で助けてくれました。彼が好きだった車や洋服や靴の話をしてくれたり、彼に関するエピソードを教えてくれたり。

約一カ月後、彼が書いていたブログを開くことができました。

それまでは、怖くて見ることができなかったのです。

でも彼が毎日のように書いていたブログです。

今までブログを見ていてくれた方々にちゃんと報告しないといけないと思い、彼がこの世を去ったことをブログに書きました。

ブログを見ると彼が生きているように感じます。

その時何を感じていたのか、どんな景色を見ていたのかわかるんです。

私自身のブログもあります。

子供の成長などを書いたり、その時の想いを書いたりしています。

彼に語りかけるように書いています。

何カ月か経って、彼との楽しかった出来事を思い出して笑えるようになりました。

治療についても、先生が一生懸命考えて治療してくれたんだから誰も責めてはいけないと思うようになりました。

毎日毎日、朝、目覚めて彼が居ないことを実感して泣き、何とか夜まで頑張り、子供を寝かしつけてからブログを書き、娘の成長を見ることができない無念、夢を叶えられなかった無念を思い、寂しさや悔しさや自責の念に耐えられず、泣きました。

悲しみに終わりは無いんです。


でも——

彼の優しさを思うと少し心が軽くなることに気がつきました。

そして、三歳の子供が一生懸命励まそうとしてくれることに感謝しました。

するとまた心が軽くなりました。

子供だけではなく、義母、義父、義妹、義弟、父、姉、友人達みんなが励ましてくれているることに感謝しました。

何より、私と結婚してくれた彼に感謝しました。

「ありがとう」と語りかけると、海に沈んでいた自分が軽くなるんです。


彼から、毎日を一生懸命生きることを教えてもらいました。

そして、幸せになること。毎日幸せであること。

つらい時、自分や人を批難したりすることがあるけど、それではちっとも楽にはならないこと。

毎日感謝すること。

大切なものは目には見えないこと。

今、何が大切なのか考えて決断すること。

決断したことに責任を持つこと。

どんな決断をしても、良いこともあれば悪いこともあること。


私は看護師です。

自分の経験からきっと患者さんや家族にできることがあると思います。

辛い経験をしている人に「ありがとう」という気持ちを思い出してもらいたいと思います。

痛み、死への恐怖、難しい選択を迫られた家族、障害を持って生きなければならない苦悩、すべてを支えることはできないけど心を軽くする努力を怠ってはいけないと思います。

悲しい気持ち、寂しい気持ち、苦しい気持ち、切ない気持ち、私が死ぬまでずっと続くけど、だからこそ、大切な人（夫や子供）のために幸せであろうと思います。

三の章　スタッフの想い

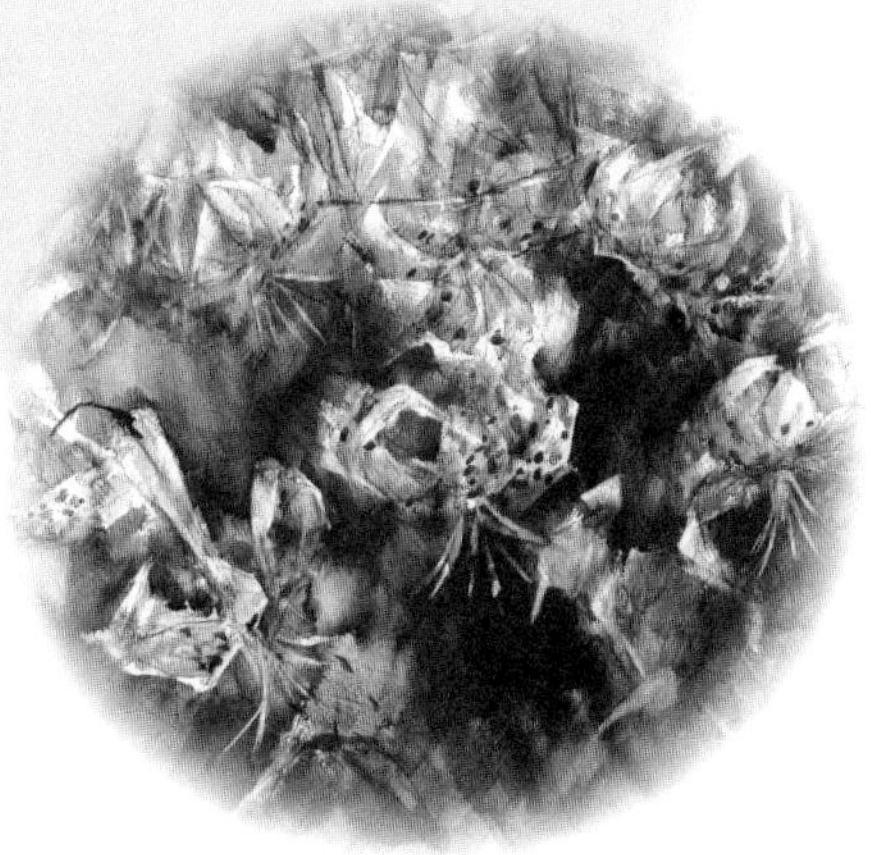

扉絵　藤野真知子「タイガーリリィ」

選択される「命」

名誉院長・医師　鶴田和仁

「延命」という言葉が定着して随分経った気がします。人の死は避けられない現実であることを前提として、緩和ケアの目的の一つに「いかに安らかな死を迎えるか」ということがあげられると思います。その目的のために「癌に伴う痛み」を如何にコントロールするかという手法が使われます。

我々が扱う神経疾患でも有効な治療法がなく、そのままでは生命の維持が難しくなる病気があります。ＡＬＳとして知られる筋萎縮性側索硬化症という疾患です。これは全身の筋肉が徐々に萎縮してやがて飲み込みや呼吸が困難になります。飲み込みが難しくなりますと胃瘻《ろう》を造り、管で栄養を送り込む方法を取らざるを得なくなり、呼吸が苦しくなると喉に管を入れ、人工呼吸器をつなぎ呼吸を補助することによって命を永らえることになります。

医療技術の進歩によりこのような延命処置が容易にできるようになりました。しかしながらそのような形で延命を図ることを望まない方もおられます。飲み込むことが難しくなったり、呼吸が苦しくなった時に治療法の選択をしなければいけないわけです。治療者としては、その時の選択でその後どのような生活が行えるかについて説明をしますが、経験のない事態を想像することはなかなか困難です。しかも人工呼吸器についてはこの疾患では一度装着すればそれから離脱することはほぼ不可能と思われます。その時点で「そのまま生き続けたいですか」それとも「そのまま死を迎えますか」という選択をしなければならなくなります。

現在の日本では人工呼吸器は一度装着したら病状が回復しない限り外すことは不可能です。いくつかの判例が示しておりますが、治療を中止することが死につながる場合は、それを行った治療者には「殺人罪」が適応されます。従って「一度人工呼吸器を着けたら、いくら本人が希望しても外せなくなります」という説明をしなければいけないわけです。このような前提の中で上記の二者択一を迫られるということは、普通の人に耐えられるでしょうか。

人工呼吸器を着けて生活するということは機械で生かされていることに他なりません。

これが何年も続き、死ぬことも許されないことになります。無理を承知で、これまで何人もの患者さんにこの選択をしてもらわざるを得ませんでした。人工呼吸器を着けない選択をされた方の理由は、「家族に迷惑をかけたくない」とか「元々延命治療は望んでいなかった」という理由の他に、「途中で止められない治療は選択したくない」というものもありました。

「安楽死」とか「尊厳死」という言葉がありますが、これは言い方を変えると「死ぬ権利」を認めるということです。このような死を認めている国もあります。日本でも長い間議論されていますが、未だ結論が出ておりません。もし限られた状況で死を選ぶ権利が認められるのであれば、先の酷な選択をしないでも済むかもしれないという考えを私はずっと持ち続けております。

ＡＬＳの患者団体からは、尊厳死の法制化に反対するとの意向が示されていると聞いております。当事者の意向がそのようなことであれば、この議論は意味がないかもしれません。しかし、治療の選択をしてもらう時、いつも「何とかならないものか」と考えてしまいます。

人生の役割

医療ソーシャルワーカー　甲　斐　慎　也

私ごとではありますが、先日第一子を授かりました。命というあまりに大きな授かりものに、産まれて間もなくは実感も湧きませんでしたが、ここ最近ようやく父親としての自覚が出てきました。夫・父親として家族を守っていく責任を感じ、嬉しい反面、身の引き締まる思いもしますし、家族に対しての責任を感じることで、自分自身の命の重みについても改めて考え直すことが出来たように思います。自分自身を思い返すことが出来た時、自分の周囲の見え方・考え方も少し変わってきました。

緩和ケア病棟で過ごす患者さんにおいても、病棟スタッフに見せる患者としての顔だけでなく、配偶者に見せる夫・妻の顔、子どもたちに見せる父親・母親としての顔、両親に見せる子どもとしての顔などいろいろな顔があり、その一つひとつにこれまでの生活や思い出が詰まっています。当たり前のことなのかもしれませんが、とても大切なことだと思います。

緩和ケア病棟の患者さん・家族に関わらせていただくとき、ついつい今の身体のことや今後の生活のことについて考えてしまいがちになります。それも大切なことではありますが、これまでの家族に対する役割や家族との過ごし方に目を向けた時、これまでとは違った関わり方が出来るのではないかと考えています。

先日亡くなられた小林麻央さんの言葉で、とても印象に残っているものがあります。

「病気になったことが私の人生を代表することではない。私の人生は、夢を叶え、時に苦しみもがき、愛する人に出会い、二人の宝物を授かり、家族に愛され、愛した色どり豊かな人生だった」

この言葉を初めて見たとき、目頭が熱くなりました。今までの自分であれば、これほどまで心に残ることは無かったかもしれません。家族が増えたこと、緩和ケア病棟で働かせてもらっていることが、確実に自分の感じ方・考え方を変えてくれていると思います。

まだまだ学ぶことは多いですが、日々感じることを大切にし、これから緩和ケア病棟に向き合っていければと思います。

思いの天秤

医師　匿名希望

命は重く、思いは重い。

様々な人生を歩み、それぞれの思いで生きてきた人々。私達医療者は、病気を契機にその人々と関わりを持つことになります。完全に治れば、患者さん本人はもちろん私達も大きな喜びと充足感を得て、そこにやり甲斐を見出してきました。

私が学生の頃は、緩和ケアに関しての講義はなく、医師の仕事は病気を正しく診断し治療することであると思い込んできました。治療法のない病気や、癌であることが判った時、患者さんもさることながら私自身も急に力が抜けてしまいます。癌以外にも、原因不明の進行性変性疾患で寝たきりになって全身の痛みや動けない苦痛と長く付き合わざるを得ない人々も居られます。

ＷＨＯ（世界保健機関）が提唱する本来の緩和ケアは、癌だけでなく他の疾患に対しても発症早期から取り組むことを謳っているのです。しかし日本は未だに後進国で、対象は末期癌の患者さんやＡＩＤＳ（後天性免疫不全症候群）だけで、一般病棟でも対応が困難となった方達の最後の砦の様相を呈しています。それでも、緩和ケア病棟がなかった時代に比べると、非常にありがたいと思います。

武田文和先生訳『末期癌患者の診療マニュアル』という本に、「末期疾患に対する治療の第一の目標は、できる限り苦痛のない、意義ある生活を患者に維持させることであって、延命を企てることではない」という一文があります。病気を治すことが医師の仕事と思い込んできた私には非常に衝撃でした。言葉で語るのはたやすいことですが、現場では様々な葛藤が生じます。患者さん本人の思い以外に、御家族の思いがあります。私達はその両方に耳を傾けなければなりません。

末期疾患の患者さんの苦しみを和らげたいと思うのですが、そのような患者さんには往々にして肺炎等の感染症が起こります。そうなると、私達医療者は感染症の治療をすることになり、感染症が治癒すれば、またその患者さんの苦痛は長引くことになってしまいます。延命を企てることをしているのです。

しかし、だからと言って治療をしない訳にはいきません。でも本当に、このようなことを繰り返していて良いのだろうか、もしかしたら患者さん本人にとっては、悪いことをしているのではないのだろうかとの疑問も生じます。

そんな時、残されるご家族や特に小さなお子さん達のことを思うと、やはり少しでも一緒に過ごせる時間を長引かせたいと思ってしまうのです。言葉も話せなくなった患者さん御自身の思いは確認できませんので、ご家族の、たとえ寝たきりでも生きていてほしいという思いに応えるしかないのです。

命の重さを中心に患者さんの思いと家族の思い、思いはどちらも重く、天秤にかけようにもいつまでたってもゆらゆらのまま。それでも私は医師の性《さが》が捨てきれず延命を企ててしまうのです。間違っているのでしょうか?

初雪草に想いを馳せて

まほみ

今年も、雪が降り積もったような美しい葉の初雪草が、涼しげに庭に咲きました。この季節になると父母の闘病生活を思い出します。

時は五年前、父は、がんを患い自宅で療養生活を送っていました。最後まで自宅で過ごしたいという父の想いを支えていたのが母でした。だんだんと食事が摂れなくなっていきました。「どうしたらいいだろう、お父さんなんて言ってた?」と聞くと、「碁打ちに来ていた〇〇先生と『管なんか入れて生きていくごとはない』とよく語っていたよ」と母は言いました。

父とは「もしも、のとき」を話したことはありませんでした。むしろ、「もしも、のとき」を受け入れたくなく、話せませんでした。「今、この時期に父には聞けない、どうしたらいいだろう」と悶々としていました。

そんな時に出会ったのが、一冊の本『看護の時代』でした。中でも日野原重明先生の「医療の手を借りて達成されるべきものは、いのちの単純な延長ではなく、いのちの質、クオリティ・オブ・ライフ（QOL）であり、日々の生活がその人らしく、穏やかで、豊かであり、何よりも生きがいを感じられることが約束されなければならない[※1]」という一節は、私の心に深く残り一筋の方向性を見いだせ、「父らしく生きていく」ことを家族で話しました。

父を自宅で看病し、父の願いであった自宅で最期を看取った母が、二年後にがんを再発しました。膀胱と片方の腎臓を摘出する手術療法の選択もありました。しかし母は、手術をした時の予後と、手術をしない時の予後について考え、手術後の血液透析、尿管皮膚瘻を持ち続けての生活より、自分の好きなこと、草花の手入れなど自由に生活したいと願いました。母は、「手術したら長く生きられるかもしれない、あなたたちに迷惑をかけるかもしれない、でも最後の母さんのわがままを聞いてね」と、気丈にも自分の人生をどう生き抜きたいかを私達家族に話してくれました。

それから九カ月後、疼痛コントロールのために三週間入院しましたが、自宅療養を続け、大切に育てた庭の木々草花を見ながら八十二歳の人生を全うしました。

母は、最後に自分の生き方を通し、私に「よりよく生きること」を考えさせてくれました。看護師であることを誇りにしていた母からのメッセージと感じます。迷いの中で自ら意思決定をすることは難しい問題でありますが、「自分の人生を自分らしく生きることをどう考えたらいいのか」について、私の体験を通し微力ながら一人でも多くの人に伝えていけたらと思います。

最近、驚きの発見をしました。初雪草は、偶然にも母の誕生花でした。初雪草が母に代わって私に語りかけてくるようです。

参考文献
※1　日野原重明・川島みどり・石飛幸三 著『看護の時代――看護が変わる 医療が変わる』（日本看護協会出版会刊　２０１２年３月）

告知するということ

故郷の山へ

〝患者さんへ、癌の告知をする〟ということは、医師のみならず、医療スタッフにとって重いことと思います。それが末期癌である場合、みなさん、きつい思いをされていることと思います。時折、〝医師の告知の仕方が、よくなかった〟という言葉を耳にします。しかし、ほとんどの医師・医療スタッフの方は、末期癌の告知をする際には、告知の仕方、タイミングなど、いろいろと悩みながら、襟をただし、真摯に対応していらっしゃいます。

〝ご本人へ淡々と事実を告げる〟という考え方もあります。しかし、患者さんご本人の気持ちやタイミング、まずご家族にお話ししてから患者さんに話すべきか、ご家族ではどの方に最初にお話しすべきか、どのような内容にするのか、どこまで話せばよいのか、悩んだ挙句に患者さんと面談するということが、ほとんどです。結局は、患者さんのお人柄や考え方、これまで生きてこられた環境、お仕事、さらには家族構成、ご家族のみなさんの想いなどを考え、お一人おひとりの患者さんについて、どのような内容にするのか、どこまで告知するのか、自分なりに考えなければなりません。大げさに言えば、それには、死生観、家庭観など、患者さんのこれまでの生き方だけではなく、告知する自分自身がどう生きてきたかが問われるのかもしれません。

例えば、話し方ひとつを挙げてみても、学校の先生のような口調で話す医師もいれば、友達のような話し方をする医師もいます。それは、その医師が生きてきたバックグラウンドに裏打ちされたものだろうと思いますし、患者さんとの長い関係の上で成り立っているバックグラウンドものだと思います。どちらが良いか悪いかという問題ではありません。告知についてのマニュアルやガイドラインなどあろうはずがないと思います。なぜなら、患者さんお一人おひとりの人生は異なっています。それと同じように告知する側の人生も一人ひとり違っています。マニュアルなどで、ひとくくりにできるものではありません。

昨今、〝リビングウイル〟＝生前に死についての意思表示、をしておくこと――が重要視されています。しかし、健康な時の平常心を、実際に〝死〟に直面した時に持っていられるだけ、人は強いものでしょうか。なにより私自身が、もっと弱い人間であることを自覚しています。また、本人のみならず、ご家族の想いがあってこその告知です。〝癌の病状、余命など、自分はすべて言ってほしい〟というリビングウイルを表明されている患者さんに、〝はい、そうですか〟とご家族と相談することもなく、淡々と無造作にすべてを告知してよい、とは思えません。

私の父は、癌でなくなりました。薬剤師であった父は、自分の余命を把握していました。父は、病状や余命について、私に何も尋ねませんでした。私も父には何も告知しませんでした。父と子の微妙な関係がありました。終末期を迎え、夜、父に付き添っていた私は、何を思ったのか、ふと、父の手を握ってみました。父と手をつないだのは、何年ぶりでしょうか。私には父と手をつないだ記憶がありません。父は戦前・戦中を過ごした人間であり、そういうことを、いさぎよしとはしませんでした。四、五歳の私と、恥ずかしそうにはにかみながら手をつないで歩く父の写真があったのみです。ベッドサイドで手を握られた父は、やや朦朧とした意識で、〝あー、うれしかー。息子に手を握られてうれしかー〟と応じました。これが、医師にしてくれた父に対する私の告知、感謝の想い、さらには別れのメッセージだったのかもしれません。その後、五日ほどして、父はなくなりました。

告知というのは、つらい、重い、作業です。でも、それは医療者にとって、自分自身の生き方、死に方も問われるやりがいのある仕事だと思います。

映画と名言とわたし

リハビリテーション療法部　理学療法士　匿名希望

「一期一会」。広辞苑では、「生涯にただ一度まみえること。一生に一度限りであること」と記されています。元々、茶道に由来する言葉であることを最近知りました。

映画が好きで暇があればいろいろな作品を観ており、邦画や洋画、最近は〝ボリウッド〟で知られるインド映画など国籍やジャンルにこだわることなくとりあえず観ています。「一期一会」という言葉は、一九九五年に公開されたトム・ハンクス主演の『フォレスト・ガンプ／一期一会』の日本語の副題になっており、この映画をひと言で表現しているといってもいいのかもしれません。

好きで映画を観ているわけですが、どの映画にも心に残る言葉、「名言」と感じ取れる言葉に出逢うことが楽しみで、いろいろな映画を観ているように思います。好きな名言のひとつに、一九五四年に公開された黒澤明監督作品で有名な『七人の侍』の劇中、「人を守ってこそ自分も守れる。己のことばかり考える奴は己をも滅ぼすやつだ」というセリフがあります。この言葉を初めて知ったのは、『七人の侍』を観た時ではなく、ごく最近の二〇〇六年に公開されたアニメ映画『サマーウォーズ』での劇中に引用されたセリフです（内容はDVDをレンタルして確認してください。ちなみに十回以上は観ており、いろんな要素がてんこ盛りのおすすめ映画です）。

「人を守る」ということ。病院で勤務している中で患者さんと向き合って日々を過ごしていますが、その方と関わることでいろいろなことを教えていただいています。同じ病気（病名）であっても十人十色です。患者さん個人も同様で、その方の生まれた場所や暮らしてきた生き方、土地の文化や風習、学んできた教育などその方を形作っている背景は様々です。そこで自分の価値観とは違う考え方があることに日々患者さんから教えていただいています。

時には好む好まざることもありますが、柔軟にいいとこ取りをさせていただいているのが正直なところです。しかし、その方と関わることができたからこそ知らなかったことを学ぶことができたのは事実であり、自分自身を形作り、糧となっています。

「人を守ってこそ自分も守れる」。人を知ることで自分に足りていないことを補っていただけている。日々新しい発見をさせていただいているなかで、こちらからは何かお役に立つことができているのか？　をよく考えます。患者さんやそのご家族さんが言葉に出すことはなくても、笑顔を見せてくださる時に「今のままでいいのだ」と思い、次に繋《つな》げるようにしています。

これからもいろいろな方と出会うことでしょう。これまでに自分が経験したことをもとに、これから関わる患者さんやご家族さんが笑顔で過ごしていただけるお手伝いを微力ながらできればと思います。

五年目の手紙

匿名希望

「ねぇ、緩和ケアいつ出来ると？　私、間に合うかな」と口癖のように言っていた彼女が旅立ってもうすぐ五年。あんなに待ちわびた緩和ケア病棟の完成を見ることもなく、自分はどこで最期を迎えるのか不安で泣いていた貴女を思うと今でも胸が痛みます。

今回、エッセイ集へ寄稿することを決めてから貴女の夢をよく見ます。貴女と出会った小学生の頃から四十数年の付き合いの中で、癌を発病してからの十年間はお互い密度の濃い日々でしたね。

「私、乳癌やった」と聞いた時も、術後五年で再発した時も、骨転移した時も、私はそんなにショックじゃなかったよ。貴女はうちひしがれていたけれど、私には必ず治るという根拠のない確信みたいなものがあったから、今思えばそれは私の願望だったのかな。

生きる気力を無くしかけている貴女に、「いい先生がいるから一度診てもらったら」と潤和会記念病院を勧め、恐る恐るやってきたはずなのに、初診の日から数日で見違えるほどに精気に溢れ、青島太平洋マラソンを完走するなどいろんなことに前向きにチャレンジしていたね。「先生に褒められたくて……」と笑ったあの時の笑顔は最高でした。

どんな状況でもI先生に全幅の信頼を寄せている貴女を見て、「病は気から」という言葉はつくづく本物だと思ったものです。

そんな貴女も骨転移してからは、痛みというより不安と闘う毎日でしたね。亡くなる少し前から子供のようにわがまま言ったりして、私には弱いとこ全部見せてくれたよね。そして、緩和ケア病棟の本当の意義も教えてくれた気がします。ありがとう。

貴女が待ち望んだ緩和ケア病棟は、エッセイ集が発行できるほど多くの方の安らかな最期を見送っていますよ。そっちから見てる？　羨ましい？

貴女の訃報を聞いた時、私は、体が震えて息ができなかった。貴女のことを考えると今でも苦しいけど、貴女が最期にくれた言葉をかみしめながら長生きしたいと思います。だからだいぶ先になると思うけど、次に会える時まで見守っていてね。

それではまた。

四の章　看護学生の想い

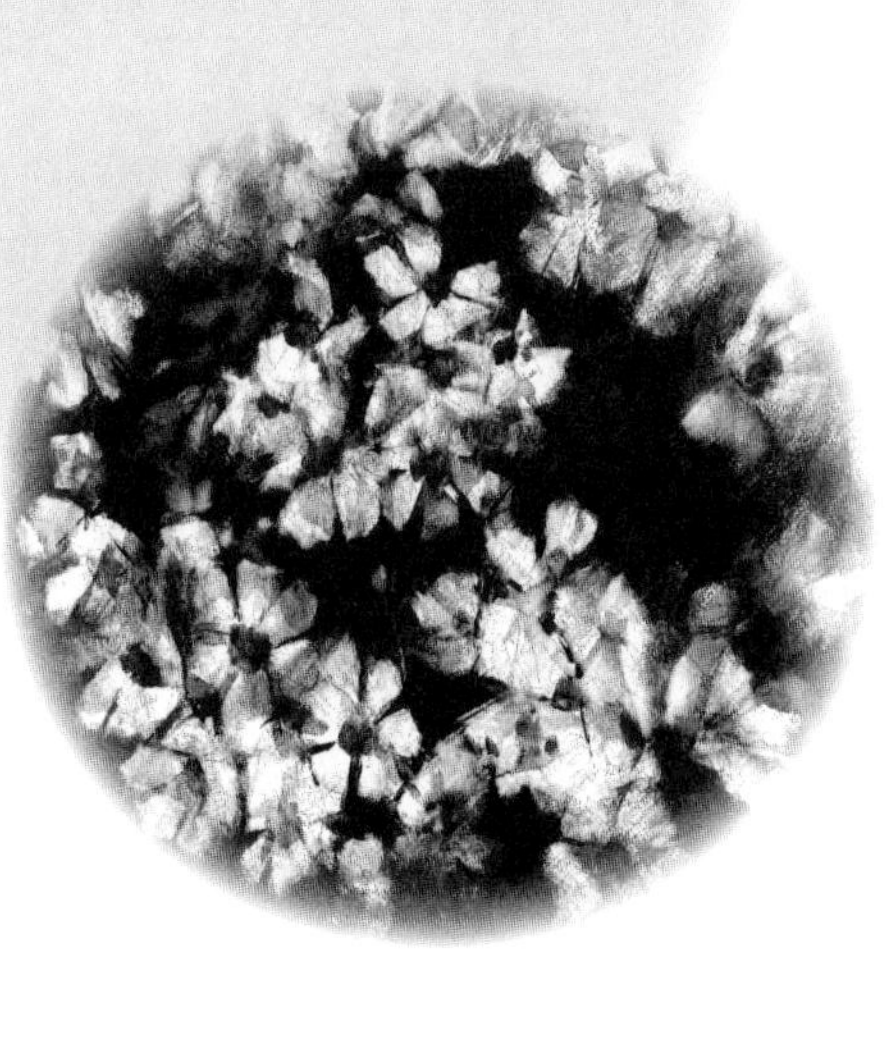

扉絵　藤野真知子「野ばら」

お父さん、ありがとう

九州保健福祉大学総合医療専門学校　看護学科三年　児玉由貴

　七年前の秋に父を看取りました。食道癌を発症し、見つかった時には既に進行しており、痛みや経口摂取困難などに対して対症療法を行うのみでした。

　父との思い出は、今、思い出しても胸が「ジーン」となります。父は厳しくも優しい人でした。子供の頃、地区のドッヂボール大会があり、運動が大の苦手だった私は、泣きながら「行きたくない」と父にすがったものでした。それでも父は私を甘やかすことなく「行きなさい」と静かに言うだけでした。当時は嫌で嫌で仕方のなかったドッヂボールでしたが、あの時、我慢して参加したことで忍耐強さが身についたと思うと、父に感謝をしなければなりません。そのおかげで今でも嫌なことから逃げずに、向かっていくことができています。今はもう父に聞くことすらできませんが、あの時、私のためを思ってわざと厳しい言葉をかけてくれたのではないかと思うと、感謝の気持ちで胸がいっぱいになります。

　そんな父との別れは、癌を告知されてから三年目でした。告知されてからは咳がひどくなり、身体は細く弱っていく一方でした。父が最後に残してくれた言葉は、七年たった今でも、まるで昨日のことのように鮮明に覚えています。痛みを緩和するために医療用麻薬を注入する直前、父はかすれた声を絞り出すようにして「頑張れよ」と私を見ながら言いました。痛みで声を出すことすら辛いであろうに、その声はとても力強く胸に響くものでした。

　しかし私は、父がこの世からいなくなる悲しみで涙が止まらず、ただただ泣きじゃくっているだけでした。父に対して「今まで大切に育ててくれてありがとう。大好き」という一言が口にできず、医療用麻薬が注入されて意識を手放していく様子をただ見ていることしかできませんでした。その後は何を考える暇もなく、葬式・火葬と流れるように時が過ぎていきました。

　父の死から今年で七年という長い年月が経過しましたが、今でもふとした瞬間に父が生きているかのように錯覚してしまうこともあります。しかし、その年月の間に私は決意したことがあります。それは「看護師になる」ということです。あの日、父に対して言葉をかけることすらもできなかった自分に悔しさを感じ、このことを決意しました。看護学生として実習を重ね、来年からはついに看護師として病院で働くことになります。これは父の死を経験したからこその決意であり、父が私に与えてくれたものでもあると思います。

今まで、苦しくて負けそうになることは何度もありました。その度に、父の「頑張れ」という言葉を思い出し、母と一緒に頑張ってきました。きっとこれからはもっと苦しいことや逃げ出したくなることが増えるでしょう。しかしその度に、別れの瞬間の悔しさを、父の言葉を、父と過ごした毎日を思い出し、負けないように頑張っていきたい。そして父に誇れるような、「いい看護師になったな」と言ってもらえるような、優しい看護師を目指してこれからも努力していきたいと思います。

お父さん、ありがとう。

自分の家族への思い

九州保健福祉大学総合医療専門学校　看護学科三年
安武　奈津希

家族とは、私にとって大切で落ち着く存在です。中学生、高校生の頃は母親に反抗することも多く、困らせることが頻繁にありました。そのことで家族を傷つける言葉を投げかけたこともあり、自分で悪いと思っていても素直になれず、すれ違いも多くありました。

専門学校に入り親元を離れ、姉と二人暮らしをした際には姉に頼ることも多く、自立できていないにもかかわらず、姉にも反抗していました。三年生に入り、一人暮らしをするようになり、家族全員のありがたみを強く感じながら生活するようになりました。家族のために毎日仕事をし、辛い時には味方になってくれる両親、悩んだときは連絡をくれ一緒にいて楽しめる姉の存在がとても大切であることに気づかされました。こんな家族がいてくれるからこそ、私は毎日元気に生活できているのだと素直に感じることができるようになりました。家族がいなかったら今の私は存在していません。生まれたことこそが奇跡だと感じます。

実習の際、赤ちゃんが産まれる瞬間を見ましたが、言葉に表せないほど感動をし、涙が出そうになりました。私の母は流産を三回もしていたという話を聞いていたため、分娩見学を通して、命が誕生する瞬間は奇跡であり、私も生まれてこなかった家族のために毎日笑顔で生きようと思うようになりました。そんな経験をして私を産み、面倒を見てくれた家族には感謝でいっぱいです。

私も成人を迎えましたが、まだ家族に迷惑をかけることがいっぱいです。しかし、今まで家族にしてもらった以上の恩返しを行っていけるように、これからも家族と明るく元気で過ごしていきたいと思います。

また、感謝の思いを恥ずかしさのあまり伝えられずにいるので、普段から気持ちを表出し、何でも話せる関係になっていきたいと思います。

その人らしさ

九州保健福祉大学総合医療専門学校　看護学科三年　下窪瑠華

緩和ケア病棟での実習で、私は胃がんの終末期を迎えた患者さんを受け持たせていただきました。学校での授業で緩和ケアについて学んではいたものの、終末期を迎えた患者さんとどう接していけば良いのか、自分には何ができるのかと戸惑いながら実習に臨みました。

緩和ケアの実習で受け持たせていただいた患者Aさんは、癌による身体的な苦痛が大きく、ほとんど話すこともできない状態でした。しかしケアの後には必ず手を合わせて感謝を示してくださるなど、とても穏やかで優しい方でした。

Aさんは週に二回の入浴日があり、自分ではほとんど動くことができないため、ストレッチャーで入浴を行っていました。実習の初日が入浴日で、その日、Aさんは入浴を希望されました。その時、私は苦痛が大きくなってしまうのではないかという心配が先に立っていました。しかし、Aさんやそのご家族と関わっていく中で、Aさんは温泉が好きだったことや、とてもきれい好きであったことを知りました。

看護師さんは、「Aさんが希望される限り、私たちがお風呂のお手伝いをします」とAさんに伝えておられ、Aさんは次の入浴日も入浴を希望されました。私はその日、一緒に入浴のケアに入らせていただき、緊張しながらもAさんが望んだ入浴の時間をできるだけ気持ち良く過ごせるようにと援助を行いました。Aさんは入浴中に苦しさを訴えることもありましたが、入浴後は笑顔を見せたり、自分からテレビを見たりと意欲を示す様子が見られました。

そうしたAさんの姿を見て、嬉しさと驚きを感じたとともに、苦しさが増強してしまったらどうしようと思い、緊張していた心が一気にほぐれました。その後、Aさんが家族と温泉旅行に行かれていたお話なども聞くことができ、入浴はAさんにとって、とても大切な生活習慣なのだと実感しました。そして、そうした習慣を続けられることは、Aさんにとって生活の中での大きな力になるのだと感じました。

私は、苦痛を与えないことに目が向きがちになり、いつも緊張や不安を感じていました。しかしこれをきっかけに、Aさんが大切にしている思いを私自身も心から大切にして援助を行っていきたいと思うようになりました。

Aさんとの関わりを通して、緩和ケアでは苦痛を取り除くだけでなく、患者さんができる限りその人らしく過ごせるようにしていくことも大切であるということを強く感じました。その人の大切にしていることをできるだけ多く知るためにも、その人との時間を大事にしていきたいと思います。そして、少しでもその人の思いを実現できるよう努力していくことを大事にできる看護師を目指したいと考えています。

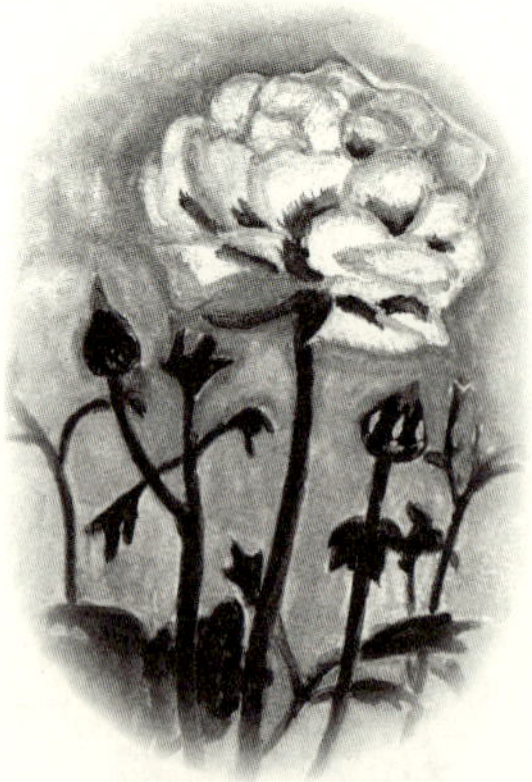
外山尚徳「芙蓉」

命の重さを実感して

九州保健福祉大学総合医療専門学校 看護学科三年　岩崎梨奈

緩和ケア病棟がある病院で看護実習をさせていただきました。受け持たせていただいた患者さんは胃がんの再発で腹水が貯留し、痩せ細っていました。

受け持ちから数日後、空中に文字を書く動作をされていたため、頭部をギャッチアップした状態にしたまま、蛍光ペンを渡し、ノートを広げた状態で何を書かれるのか待ちました。すると、「お茶」「サイダー」「牛乳」と書かれました。それが患者さんが思いを伝える手段の一つであり、きっかけとなっていました。毎日のようにお見舞に来られていた奥さんも「あの人が〝墓〟って書いたんですよ。誰が墓の面倒を見てくれるのか心配だったんですね。ノートとペンを持ってきて良かった」と話されていました。

学生二人で担当させていただいたため、自分たちが出来ることを毎日しようと決め、手浴を行うことにしました。最初は「気持ちいい」と反応が返ってきていたのですが、体調の悪化に伴い、徐々に反応が薄くなっていきました。

遠くにいる息子さんやお孫さんなどご家族全員がそろっている中、娘さんとお孫さんにも手浴と下肢の部分清拭を手伝っていただきました。お二人とも最初は恐る恐る触れていましたが、お孫さんが「気持ちいい？」と質問すると、「あ……あ……」とわずかに反応が返ってきたのを聞いて、ご家族にも笑顔が見られました。手浴中、ご家族の方も患者さんが好きだったことや優しい人であること、お孫さんとのエピソードなど多くのことを話してくださいました。その二日後、ご家族に見守られながら息を引き取られました。

普段、家族同士で手を握るなど体に触れる機会はほとんどないのではないかと思います。そこにいて当たり前だと思っていた存在を喪《うしな》うと感じた時、何かできないか悩んだり、どうしていいか分からなくなったりすると思いますが、私も幼いころに同じ体験をしました。想いを傾聴したり、声をかけたりするだけでも、ただそばに寄り添っているだけでも、死を目の前にした人にとっては、それだけで心を支えるための強みになると考えます。不安や心配事など日頃担当をされている医療者に質問するのも一つの手段だと思います。

今回、ご家族はもちろん、学生にとっても辛く悲しい経験となりましたが、看護師さんとともにエンゼルケア（編集部註：亡くなられた患者さんのお顔にお化粧などを施すこと。エンゼルメイク）に入らせていただきました。最期にケアをさせていただいたため、悲嘆が緩和されるとともに命の重さを改めて実感することができました。貴重な経験をさせていただきありがとうございました。

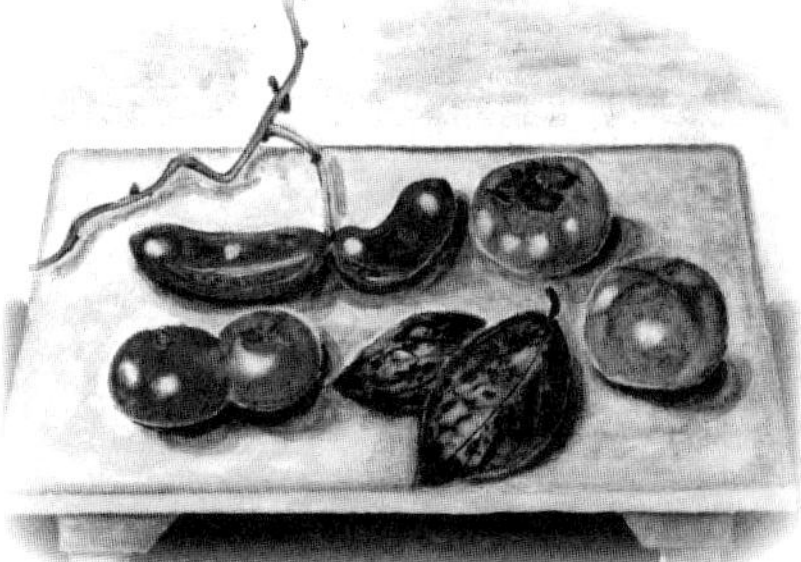

外山尚徳「アケビと仲間たち」

目で見て触れること

九州保健福祉大学総合医療専門学校 看護学科三年　黒木美波

　私は緩和ケア病棟での実習で、右片麻痺、運動性失語がある末期がんの患者さんを受け持たせていただきました。

　初めて患者さんに挨拶に行った際、左手は点滴の刺入部に触れてしまうことからミトン（編集部註：おおきな手袋状の医療器具）で抑制されており、険しい表情をされていました。今までの実習で、言葉から患者さんの思いを知ることができていた私にとって、失語症で言葉にできない患者さんの思いにどう寄り添えばよいのか、患者さんのために自分に何ができるのかとても悩みました。

　翌日、ミトンを外すと患者さんから険しい表情が無くなり、再び装着する際には布団に手を隠し拒む姿があり、患者さんにとってミトンによる抑制が大きなストレスになっているのだと感じました。

翌日から、学生が訪室している際は抑制をなくし、ホットタオルで手の冷感の軽減をはかっていきました。すると、今までに見たことのないくらい穏やかな表情になり、「温かいですか?」と尋ねると、目を閉じて大きく頷かれ、私の手を握る姿がありました。患者さんの思いは、言葉だけで知るものではなく、動作や表情の変化に気づき、患者さんにしっかり触れることが大切であると感じました。ホットタオルを使用して手に触れる機会が増えてからは、患者さんと意思疎通がとれる状態が多くなってきたと思います。

週末をはさみ実習が再開すると、酸素マスクを付け、手足の冷感が強くなっている状態でした。段々と呼吸状態も悪化し、声をかけても頷くこともなくなりました。私が患者さんにできることは、冷たくなった手足を温めることしかありませんでした。自分に不甲斐なさを感じましたが、初めてホットタオルで手を温めた時の穏やかな表情を思い出し、自分にできることを精一杯行いました。

ご家族の方も、患者さんに「温かいでしょ。よかったね、お父さん」と声をかけられていました。遠方から来られた息子さんも最期を看取ることができ、患者さんはご家族に見守られながら永眠されました。

今回の実習で、患者さんの言葉にできない思いを表情や動作の変化から気づき、患者さんにしっかり触れることの大切さを改めて実感しました。緩和ケアに関わらず、患者さんと関わっていくなかで「目で見て触れること」が大切だと教えていただき、これからも心がけていきたいと思いました。

身体の異変に気付いている患者さんとの関わりを通して

九州保健福祉大学総合医療専門学校　看護学科三年　佐藤文香

私が緩和ケア病棟での実習で受け持たせていただいた患者さんは癌の告知はされていましたが、ご高齢でもあり、病状を十分には理解されていませんでした。そのため、身体に痛い部分があると「何で痛いとかね？」と私に質問されました。私は、「医師からどのように説明されていますか？」と患者さんに聞いたり、痛い部分に触れたりして観察し、現状を伝えることしかできませんでした。痛みを訴える患者さんに対し、何もすることができない自分にとても不甲斐なさを感じました。

ある日、痛みが病巣部以外に出現したため、緊急検査となりました。検査をするという説明を受けた後の患者さんの表情は暗くうつむいており、不安でいっぱいなのが伝わってきました。患者さんに「検査ってことは悪いところがあるんだろうか？　大丈夫なのかな？」と聞かれましたが、「大丈夫ですよ」とも「癌の転移を調べる検査ですよ」とも言えませんでした。

その時、今の私に何ができるだろうと考えた結果、患者さんのそばで手を握り、手をさすりながら「不安ですよね。急に検査と言われて不安にならない人はいないですよ」と伝えました。すると、涙を流しながら「ありがとうね」と言われたことが印象に残っています。この体験から、患者さんの気持ちに寄り添おうとする姿勢を持って関わっていくことで、患者さんにもその気持ちが伝わり、少しの時間ではありますが、心が穏やかになるのではないかと感じました。

一般病棟でも患者さんの気持ちに寄り添う姿勢は大事ですが、緩和ケア病棟におられる方々は死期が近くに迫っているため、自分の身体の変化や周りの関わり方の変化に、より敏感になっていると感じました。そのため、さらに自分自身の言動に注意し、寄り添う姿勢を大切にしなければならないと学ぶことができました。また、寄り添うということは声をかけることだけでなく、非言語的なものこそ大事になると改めて気づくことができました。

言葉を超えたコミュニケーション

九州保健福祉大学総合医療専門学校 看護学科三年　湯地　香菜美

私は緩和ケア実習で大腸がんの患者さんを受け持たせていただきました。その方は癌に加え、脳梗塞の後遺症により失語があり、言葉でのコミュニケーションが難しい方でした。最初はどのように関わっていけばよいのか迷いました。残された時間、患者さんはどのように過ごしたいと思っているのか考え、できるだけ穏やかに過ごしてもらえるようにしようと思いました。

患者さんが言葉を話せない分、その表情や仕草から患者さんの思いを読み取れるように心がけ、毎日、手浴を行いながら声をかけました。最初のうちは反応があまり見られませんでしたが、時々、呼びかけに対してうなずかれたり声を出そうとしたり、少しずつ反応もみられ、とても嬉しかったです。このことを通して、患者さんとのコミュニケーションツールは言葉だけではないと改めて感じました。

また実習中、患者さんと奥様と三人で散歩できたことがとても心に残っています。奥様と私で患者さんの話をしたり、三人で空を見上げたりしました。奥様も患者さんに話しかけており、嬉しそうにされているのを見て私も嬉しかったです。十五分程度の短い時間でしたが、私自身も素敵な思い出を作ることができ、とても大切な時間となりました。

緩和ケアでは患者さんによってＱＯＬ（編集部註：クオリティ・オブ・ライフ＝人生の内容や生活の質を表す尺度・概念）も様々で、望まれる生活の在り方も異なります。どのような看護を行うことがその患者さんにとって一番良いことなのか、看護についてとても深く考えられるところが緩和ケアの魅力だと感じました。

寄り添うことの大切さ

九州保健福祉大学総合医療専門学校　看護科三年　徳　井　亜夫加

私は、緩和ケア病棟での実習を通して命について深く考えることが出来ました。

私が受け持たせていただいた患者さんは、前立腺がんで骨やリンパ節まで転移している状態でした。受け持たせていただいた当初は、余命が宣告されている患者さんとは思えないほど明るく、お話をたくさんしてくださり、一緒にいる私まで元気になるくらいでした。

しかし、日が経ち、信頼関係が築けていくにつれ、死に対しての不安や怖さを会話の中で感じることが多くなりました。誰でも死ぬということは恐怖であり、まだやりたいことや叶えたい夢、残された家族と別れる寂しさなどを感じると思いますが、その患者さんも強がり、明るく振舞いながらも日々、死への恐怖と隣り合わせで生きておられるのだと感じました。

そんな患者さんへ私は何ができるのか、何をすれば少しでも生きていることに希望を感じていただけるのかと、とても悩む毎日でした。しかし、患者さんやそのご家族との関わりを通して、話を聞き、一緒に傍に居るだけでも気持ちが和らぎ、安心できるのだと学ばせていただきました。

患者さんが私に直接伝えることはありませんでしたが、患者さんのご家族が「あなたが〇〇してくれたことがすごく嬉しかったみたい」「私もあなたがいてくれると安心するわ」と言ってくださったとき、とても嬉しく感じ、想いは伝わるのだと感じました。また、その患者さんの様子や発言がご家族にも安心を与え、ご家族へのケアにも繋がるのだと思うことができました。

長年、病気と闘っているのは患者さんだけではなく、そのご家族も毎日が死と隣り合わせで不安や恐怖の中で生きていらっしゃいます。だからこそ、患者さんとご家族を一体で考え、関わっていくことが看護師にはとても大切な役割だと感じました。

実習期間中、後半にかけて症状が出現し、受け持ち当初とは別人のようになられ、会話も減っていきました。その変化を通して、やはり緩和ケア病棟は死が間近である患者さんを看ていく場所なのだと改めて実感すると共に、命の重さに気づくことができました。実習最終日には、涙をこらえながら、「頑張れ」と「ありがとう」を繰り返してくださった患者さんを、私は絶対に忘れることはなく、今でもあの患者さんが言ってくださった言葉が、頑張れる源となっています。

緩和ケア病棟で学ばせていただいたことはとても多く、たとえ緩和ケア病棟に入院していなくても、常に患者さんの想いに寄り添い、少しでも苦痛を取り除くケアを心がけるようになりました。お一人おひとりの患者さんに寄り添うことがいかに大切か感じることが出来たため、今後も、この学びや患者さん・ご家族との関わりから学ばせていただいたことを活かしながら看護を提供していきたいと思います。

祖父の死を通して

九州保健福祉大学総合医療専門学校　看護学科三年　那須瑞樹

私は一年前に祖父を亡くしました。祖父は亡くなる三日前に救急車で運ばれ、間質性肺炎であることを告げられましたが、状態は落ち着いていました。私は学校と自宅が遠く離れているため、帰り着くのが遅く、面会時間を過ぎてしまうことから、週末にお見舞いに行く予定でした。亡くなる前夜にＩＣ（編集部註：病状説明のこと）を受け、思っていたより状態が悪いことや、いつ急変するか予測がつかないことなどを説明された祖母や両親は、急変時は延命治療をせず看取ることを話し合って決めました。

翌早朝、病院から急変したとの電話があり、病院にかけつけると苦しそうに呼吸をしている祖父がいました。それから五時間後に祖父は亡くなりました。元気な祖父に会ったのは一週間前、こたつに入り歌を歌っていた時でした。その祖父を見ていたため、祖父の死を信じることができず、お見舞いにもいけなかった後悔が残りました。

その半年後、祖父の弟が肺癌により亡くなりました。抗癌剤治療を受けていましたが、余命宣告されていました。そのため、家族や知人が亡くなる日までお見舞いに来ており、最期は家族に看取られ亡くなっていきました。その時、私は余命を宣告され亡くなることを、不謹慎かもしれませんが羨《うらや》ましく思いました。なぜなら、お別れの時までの時間がわかっており、それまでに心の準備をしたり、思い出づくりをしたりすることが出来ると思ったからです。

その後、臨地実習で癌患者さんを受け持たせていただきました。手術後でしたが転移がみつかり、全身状態も悪かったため、抗癌剤治療も出来ない状態でした。ご家族には転移のことや余命が告げられていましたが、ご本人には認知症もあることから原発癌のことのみが告げられていました。そのため、患者さんは頑張って治療を受け、自宅に帰り、好きな花を育てるという目標を持っていました。

患者さんと関わっていく中で、転移や余命について知らないことで前向きに頑張れるということを学ばせていただきました。しかし、その様子を家族はどう思うのだろうと考えました。また、もし患者さんに認知症がなく、全てのことを知っていたらどうなっていたのだろう、死に対する恐怖や不安を抱えながら生きていくのか、残された時間をどう過ごしていくのかなど考えました。

このように考え続ける中で、余命宣告されていることに対して羨ましいと思う気持ちは減り、余命を知ることで患者さんが苦しむ場合があるのではないかと考えるようになりました。

祖父の死や祖父の弟の死、受け持ち患者さんとの関わりの中で、生と死について考えることの難しさを感じました。これから看護師になり、働いていく中で生や死に向き合う場面があると思います。患者さんがご希望される最期の過ごし方や患者さんが亡くなった後も最期の迎え方がどうだったのかなど、これからも考え続けていきたいと思います。

当たり前の日常を大切に

九州保健福祉大学総合医療専門学校　看護学科三年　富松彩花

私は緩和ケア実習を通して、もっと当たり前の日常を大切にしようと改めて考えることができました。そのように思ったのは患者さんの何気ない一言でした。実習の中で一緒に散歩をした時、患者さんが自転車をこぐ人を見て、「いいなあ」と言われていました。その発言に対して尋ねてみると、「自分の足でもう一度歩きたい。自分が癌になってできることが少なくなっていく中で、当たり前であったことがこんなにも大切であることに気づかされた」と話してくださいました。実際にこの患者さんは最期まで症状緩和を行いながら、自分でできることは自分で行うことを大切にされていました。

朝、私が患者さんを訪室した時、患者さんから「毎日笑顔で来てくれることで元気が出る」と言われたことがありました。その時私は、当たり前だと思っていた自分の行動が、患者さんにとっては元気を与えることに繋がっていることを知ることができました。しかし、逆を言えば、自分の何気ない言動で患者さんを傷つけてしまうこともあるということを考えさせられました。これらのことから、自分が普段当たり前に思っていることにもっと意識を向けていくことの大切さを教えていただきました。

また、緩和ケア実習を通して、人と関わることの大切さや感謝の気持ちを忘れないこと、何より患者さんの心の広さについて知ることができました。患者さんは常にご家族のことを思い、常にご家族に対して感謝されていました。病棟の看護師さんにも毎日感謝の言葉をかけられており、人と関わっていくことは何よりも大切であるということを教えていただきました。

そんな方だったからこそ、ご家族からも多くの愛情を受けられていたのではないかと思います。本当は自分の体調も悪く、苦しいはずであるのに、患者さんは毎日私を笑顔で迎え入れてくださるとともに、人に対して感謝の気持ちを持ち続けておられました。その様子から、患者さんの心の広さ、温かさを身をもって感じることができました。

最後に、患者さんは人生を全うする中で、受け入れる気持ちと受け入れられない気持ちのジレンマの中にいることを知り、そのジレンマに対して患者さんが望む生き方を支援できるように、患者さんの理解者となれるような看護師になりたいと思うようになりました。

私は祖父を急に亡くし、生前にもっと会いに行っていればといった後悔が残りました。緩和ケア病棟では自分の残りの人生が分かっているからこそ、その時間を患者さん・ご家族とともに後悔のないように過ごしてほしいと思います。また、自分がそのような場面にあった時、少しでも前向きに毎日を過ごしていけるよう関わっていきたいと思います。そして何より、悲しいだけではなく、些細な喜びも多くあふれていることを知ることができました。

患者さんの望みに合わせた援助を

九州保健福祉大学総合医療専門学校　看護学科三年　並　川　はるか

私は現在、看護学校の三年生で、様々な領域で実習を行っています。これらの実習の中で、患者との関わりが印象深かったものが、緩和ケア病棟での実習です。受け持った患者さんは、六十代の女性の方で、大腸がんを発症し手術は受けられましたが、抗がん剤の治療や薬を飲むことは希望されませんでした。肺や肝臓にも転移がみられ、再発した腫瘍により腸閉塞となり、ストーマを造設するため入院されていました。

患者さんは、がん性疼痛があるため、定期的に医療用麻薬を内服されていました。日常生活動作は自立しておられ、日中はベッド上で読書をしたり、鶴を折ったりするなど、気分転換を行いながら過ごされていました。

私は、痛みが増強すると読書や折り紙などの気分転換を行うことができなくなるのではないかと思い、疼痛緩和やリラックスを目的として、疼痛部位を温める温罨法やマッサージ、足浴をしようと考え、患者さんに提案をしました。しかし、患者さんは「痛い時は、そっとしておいてほしい。今は、まだ頼ったりしたくない」とおっしゃいました。その後、何度か提案しましたが、望まれないため、疼痛緩和に対してどのように関わっていけばよいのかわからなくなっていました。

そんな時、病棟の看護師さんから、患者さんのストーマから頻繁に便が漏れるため医師が診察したところ、ストーマにがん性の肉芽ができ、切除しなければならない状態であることや、がん性疼痛が増強し疼痛コントロールが困難な状態となっていること、その中で患者さんはこれらの変化を受け入れようと必死であり、また、患者さんは点滴をすることで自由を奪われることに危機感を抱いているという話を聞きました。これらのことから、患者さんは、今まで変わりなく何でも自分で行うことで、病気であっても大丈夫だと実感しておられたのではないかと考えました。

それから私は、直接的な援助をするのではなく、日々のバイタルサイン測定時やコミュニケーションの際に、表情を観察したり、痛みに対して何かしてほしいことはないか尋ねたりすることで、痛みが増強する前に患者さんが痛みを訴えることができるように、また、その痛みが少しでも緩和できるように関わっていきました。

これまでは症状があるときは、それらを軽減するために直接的な援助を行わなければならないと思っていましたが、今回の実習で、直接的な援助を好まない方もおられるため、患者さんが何を望んでおられるのか、またその方の性格や生活史などを考えながら、適切な援助を行わなければ、ただの自己満足になってしまうことがわかりました。そのためにも患者さんの状態をしっかりと捉え、援助を計画、実施していく必要があることを学ぶことができました。これらの学びを忘れずに今後に活かしていきたいと思います。

余命一カ月の患者さんが望む最期の過ごし方

九州保健福祉大学総合医療専門学校　看護学科三年　林　ちづる

私は、在宅看護学実習で訪問させていただいた患者さんがとても印象に残っています。その患者さんは末期の膵臓癌で余命一カ月でした。同行する訪問看護師さんから事前に患者さんの現在の状態や余命のこと、経過などを聞いていたため、どのように関わればよいか悩みました。いざ訪問すると、穏やかな表情で患者さんとご主人は私たちを迎え入れてくださいました。患者さんは腹水により腹部が膨満し、日常生活においての動作が徐々に困難となっていました。しかし、表情や言動は余命一カ月とは思えないほどしっかりと自分の芯を持っておられるように感じました。

訪問看護師さんが患者さんの入浴介助に入っている際、私は患者さんのご主人とお話しする機会がありました。ご主人の話によりますと、患者さんは元々病院でケアを受けておられましたが、どこか表情が良くなく元気もありませんでした。患者さんは自宅に帰りたいと思っておられたため、余命一カ月と宣告された時、残りの時間を自宅で過ごし最期を看取ることにしたということでした。

緩和ケア病棟で最期を迎えることは、多くのスタッフがいることで手厚いケアを受けられるなど様々なメリットがあります。しかし、ご本人の意志を尊重した生き方をご家族やスタッフ、様々な職種の方々が支え合い、自宅で最期を迎えることができるのは、ご本人にとってとても望ましい生き方であると感じます。患者さんも病院でケアを受けている時より、自宅に戻ってからの方が笑顔を見ることが多くなったとお聞きしたことからも、患者さんは在宅で緩和ケアを受けることがその人らしい最期の生き方だったのではないかと感じました。

私の祖父も、現在、末期癌で治療を受けています。実際に家族が癌患者になることで、「癌」に対してより自分のことのように感じるとともに、患者さんご本人も、もちろんお辛いでしょうが、それを支えるご家族も日々辛い思いをしておられることが痛いほど分かるようになりました。これは実際に経験した方にしか分からないからこそ、患者さんだけでなく、ご家族に対する援助も必要なのが「緩和ケア」ということを理解することができました。

祖父の望む生き方を尊重し、どのような場合においても、私を含む家族で祖父の最期を温かく看取りたいと考えます。そして、在宅で利用者を支える訪問看護師さんのきめ細やかなケアや気配り、態度にとても感動するとともに、私も最期を迎える患者さん、そのご家族に自分で良かったと思ってもらえるような看護師になりたいと思います。

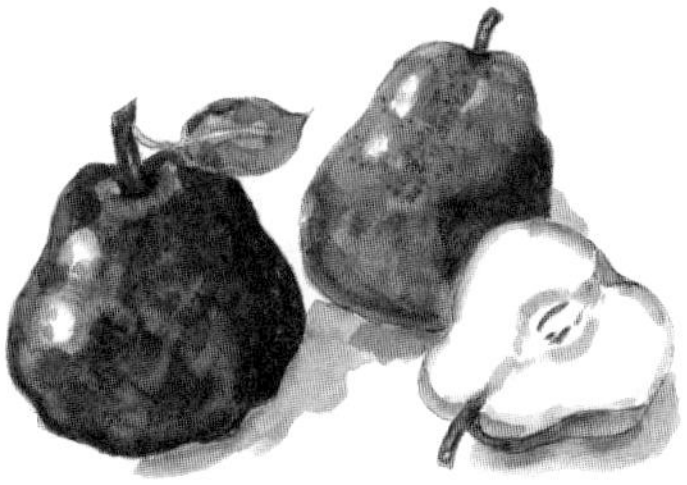

外山尚徳「洋梨」

緩和ケア実習を通しての自分の思い

九州保健福祉大学総合医療専門学校　看護科三年
和田麗華

私は、緩和ケア病棟で実習させていただきましたが、実習を通して、限られた人生の生き方や自分自身の死生観、ご家族との過ごし方についての考えが大きく変わりました。まず、患者さんの望む生き方を支援するには、患者さんやご家族が今後どうしていきたいかの情報を収集し、その思いを大切にしながらご家族や医療スタッフで連携（調整）することで、患者さんもご家族も心残りのない生き方ができると考えます。しかし患者さんが望む生き方を表に出されるとは限らないため、日常生活の会話の中で患者さんの一つひとつの発言の意味を考えることが大事なのだと感じました。

私は実習前まで、自分を含む人の死について考えることを避けていました。いずれは訪れる家族や自分の死を考えると悲しい気持ちになり、恐ろしかったからです。しかし、家族それぞれが満足のいく人生の最期を送れるようにするためには、死を考えることから逃げずに家族と死について話し、望む生き方を把握しておくことが必要だと思いました。

そのため、家族それぞれがどのような人生の最期を迎えたいのか話し合い、メモしました。家族の意向に反対する気持ちもありましたが、私は家族それぞれの望む生き方を尊重したいと思います。人それぞれ死生観は違っており、これから出会う患者さんも一人ひとり違うと思うため、自分の死生観を押し付けず、その人個人の死生観を受け止め、それに応じた声かけや援助を行っていける看護師になりたいと思います。

緩和ケア病棟で実習することにより、一人ひとりの人生の最期に足を踏み入れることの重みを感じました。また、疑似体験をしたときに大切なものを失っていくことの悲しみも実感しました。自分がいま生きている人生を、悔いのないよう一日一日を大事にしていきたいと改めて感じることができました。

編集後記

緩和ケア病棟は、がん患者さんが旅立たれるまでの時間を大切に過ごしていただく場です。それと同時に、緩和ケア病棟は、ご家族にとっては、大切な人との大切な時間を過ごしていただく場であり、旅立ちを見送る場でもあります。

ご家族のみなさんは、さまざまな想いをもって患者さんのそばでお過ごしになり、大切な人の旅立ちを見送っておられます。そして、病棟で働く看護師さんもさまざまな想いをもって、患者さん、ご家族と向き合っています。多くの看護師さんは、患者さんの旅立ちをつらい想いで見送っておられます。それは看護師としての職業をこえて、患者さんやご家族と想いがひとつであることからだろうと思います。

また、当院の緩和ケア病棟では、九州保健福祉大学総合医療専門学校の看護学科の学生さんが、実際に患者さんと接しながら、実習をされています。若い学生さんたちは、さまざまな想いで患者さんと接していらっしゃると思います。

これまで緩和ケア病棟において、患者さんの想いに焦点をあてた書籍は少なからずありました。しかしながら、ご家族やそこで働く医療スタッフ、さらには看護学科の学生さんの想いをつづったエッセイ集はあまりありませんでした。このようなことから、みなさんの想いを多くの方に知ってもらえればと思い、エッセイ集を作ることを思い立ちました。

エッセイの寄稿を呼びかけましたところ、たくさんのエッセイをお寄せいただきました。一つひとつのエッセイは、患者さんへの想いが詰まった温かいものばかりでした。エッセイをいただき、読み進めるうちに目頭が熱くなりました。このような、すばらしいエッセイをお寄せいただいたみなさまに感謝いたします。ありがとうございました。

なお、〝エッセイ集〟という名目でみなさまに原稿をお願いしておりましたが、鉱脈社より〝メッセージ集〟がふさわしいのではないかというご意見をいただきました。発刊にあたりまして、内容を鑑みて、〝メッセージ集〟とさせていただきました。お寄せいただいたみなさまには、ご理解いただければ幸いです。

また、故外山尚徳様の奥さまの外山順子様、娘さんの外山友紀子様より外山尚徳様の描かれた絵を、故藤野秀策様の奥さまの藤野真知子様より藤野真知子様の描かれた絵を、挿絵・表紙絵として使用させていただくことをご快諾いただきました。

さらに当院看護師の高橋瑞枝さんにも挿絵を描いていただきました。どうもありがとうございました。外山友紀子様、藤野真知子様にはエッセイもいただいております。挿絵を楽しみながら、おふたりのエッセイをお読みいただければと思います。

今回、なんらかの事情で、お寄せいただけなかったご家族、看護師、スタッフのみなさんもいらっしゃると思います。将来、このような機会がございましたら、ぜひまたお寄せいただければと思います。

このようなすばらしいエッセイ集をひとりでも多くの方に読んでいただければ、望外の喜びです。

最後になりましたが、看護学科学生さんのエッセイを集め、掲載することを快諾していただきました九州保健福祉大学総合医療専門学校の後迫和子先生、企画当初よりご助言、ご尽力いただいた鉱脈社の小崎美和さんに深謝いたします。また、このエッセイ集を編集、発行するにあたり、『患者さんの気持ち 看護師さんの気持ち お医者さんの気持ち 第2集』(宮崎大学医学生「心の声配達人」企画編集 二〇〇四年十月発行 鉱脈社刊)を参考にさせていただきました。重ねてお礼申し上げます。

二〇一八年春

潤和会記念病院 緩和ケア病棟メッセージ集編集委員会

旅立つ人に寄り添って

緩和ケア病棟からのメッセージ

印刷　二〇一八年三月二〇日
発行　二〇一八年四月　一日

編集・発行　潤和会記念病院　緩和ケア病棟メッセージ集
編集委員会 ©
〒八八〇-二一一二
宮崎県宮崎市小松一一一九番地
潤和会記念病院内
TEL　〇九八五-四七-五五五五

印刷・製本　有限会社　鉱　脈　社
〒八八〇-八五五一
宮崎県宮崎市田代町二六三番地
TEL　〇九八五-二五-一七五八